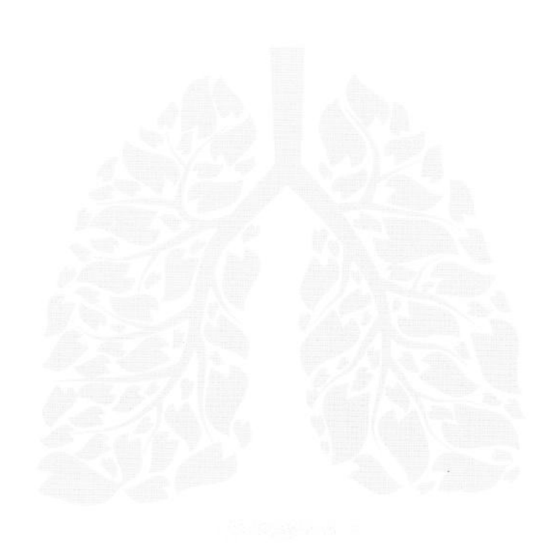

# 新型冠状病毒肺炎医院感染防控手册

张伟　向天新　刘珉玉　主编

化学工业出版社
·北京·

**图书在版编目（CIP）数据**

新型冠状病毒肺炎医院感染防控手册/张伟，向天新，刘珉玉主编. —北京：化学工业出版社，2020.2（2021.1重印）
ISBN 978-7-122-36222-3

Ⅰ.①新… Ⅱ.①张… ②向… ③刘… Ⅲ.①日冕形病毒-病毒病-肺炎-预防（卫生）-手册 Ⅳ.①R563.101-62

中国版本图书馆CIP数据核字（2020）第027994号

---

责任编辑：邱飞婵　满孝涵　宋林青　杨燕玲
装帧设计：关　飞
责任校对：王素芹

---

出版发行：化学工业出版社
（北京市东城区青年湖南街13号　邮政编码100011）
印　　装：北京瑞禾彩色印刷有限公司
850mm×1168mm　1/32　印张4½　字数90千字
2021年1月北京第1版第2次印刷

---

购书咨询：010-64518888　　售后服务：010-64518899
网　　址：http://www.cip.com.cn
凡购买本书，如有缺损质量问题，本社销售中心负责调换。

---

**定　　价：29.80元**

# 编写人员名单


**主　编**　张　伟　向天新　刘珉玉

**副主编**　曹　力　曹先伟　程　娜

**编　者**　张　伟　向天新　刘珉玉　曹　力
曹先伟　程　娜　徐　珍　周　芸
庞水子　朱春梅　李梦婷　刘　洋
邓　琼　饶思友　肖声平　章　琦
刘　婷　贺　馨　李　菁　闵文兰
朱志娟　康秀华　余　奇

# 前言

2019年12月以来，湖北省武汉市陆续出现了多名新型冠状病毒肺炎患者。随着疫情的蔓延，国内其他地区和国外部分地区也相继出现感染病例。2020年1月20日，中华人民共和国国家卫生健康委员会将新型冠状病毒肺炎纳入《中华人民共和国传染病防治法》规定的乙类传染病，并采取甲类传染病的预防、控制措施。面对这一新型病毒，防控工作面临着前所未有的巨大挑战和压力。

南昌大学第一附属医院作为江西省省级新型冠状病毒肺炎定点救治医院之一，承担了全省危重型感染患者和大量普通型感染患者的救治工作。自疫情发生以来，南昌大学第一附属医院感染控制处20名感染控制专职人员日夜坚守在前线，制定并落实防控制度、措施、流程及应急预案，为保障患者和医务人员的生命安全而努力奋斗。

目前，在新型冠状病毒肺炎疫情防控工作的紧急情况下，为了给广大医护人员和感染控制专职人员提供一些宝贵的实战经验和防控工作的参考，我们以法律法规为基准，以科学循证为指引，以不盲从、善思辨的思维方式和感染控制工作理念，总结了南昌大学第一附属医院新型冠状病毒肺炎防控实战经验，编写了本书。

本书以实用性为特色，涵盖了消毒隔离、人员防护、不同部门的医院感染防控、医疗废物管理、医院感染监测、应急预案等内容，适用于各级医疗机构开展新型冠状病毒肺炎感染预防与控制工作。希望本书对提升各级感染控制专职人员和临床医务人员的新型冠状病毒肺炎防控能力有一定帮助。

由于编写时间紧张，疫情也在不断变化，本书内容可能存在一些不足，恳请广大读者提出宝贵意见，以期再版时能得到完善和提升。

张伟

2020 年 2 月

# 目 录

# 新型冠状病毒肺炎概述

## 一、简介

### （一）病原学

新型冠状病毒肺炎，2020 年 2 月 11 日被世界卫生组织命名为 COVID-19，其病原体属于 β 属的冠状病毒，对紫外线和热敏感，56℃ 30min、乙醚、75%乙醇、含氯消毒剂、过氧乙酸和氯仿等脂溶剂可有效灭活病毒，氯己定不能有效灭活病毒。

### （二）传染源

主要是新型冠状病毒感染的患者；无症状感染者也可能成为传染源。

### （三）传播途径

经呼吸道飞沫和密切接触传播是主要的传播途径。在相对封闭的环境中长时间暴露于高浓度气溶胶情况下存在经气溶胶传播的可能。

### （四）易感人群

人群普遍易感。

### （五）潜伏期

基于目前的流行病学调查，潜伏期为1～14天，多为3～7天。

## 二、 诊断标准

### 1. 流行病学史

（1）发病前14天内有武汉市及周边地区，或其他有病例报告社区的旅行史或居住史。

（2）发病前14天内与新型冠状病毒感染者（核酸检测阳性者）有接触史。

（3）发病前14天内曾接触过来自武汉市及周边地区，或来自有病例报告社区的发热或有呼吸道症状的患者。

（4）聚集性发病。

### 2. 临床表现

（1）发热和/或呼吸道症状。

（2）具有肺炎影像学特征：早期呈现多发小斑片影及间质改变，以肺外带明显，进而发展为双肺多发磨玻璃影、浸润影，严重者可出现肺实变。

（3）发病早期白细胞总数正常或降低，淋巴细胞计数减少。

**疑似病例：**有流行病学史中任何一条且符合临床表现中任意两条；或无明确流行病学史的，符合临床表现中的三条。

**确诊病例：**疑似病例，具备以下病原学证据之一者：

① 呼吸道标本或血液标本实时荧光 RT-PCR 检测新型冠状病毒核酸阳性。

② 呼吸道标本或血液标本病毒基因测序，与已知的新型冠状病毒高度同源。

## 三、临床分型

根据患者临床表现和辅助检查，可分为轻型、普通型、重型和危重型。

## 四、治疗

**1. 一般治疗：**卧床休息，加强支持治疗，保证充分热量；注意水、电解质平衡，维持内环境稳定；密切监测生命体征、指氧饱和度等。

**2. 氧疗：**包括鼻导管、面罩给氧和经鼻高流量氧疗，对于重型、危重型患者可考虑使用无创机械通气、有创机械通气和挽救治疗。

**3. 抗病毒治疗：**目前没有确认有效的抗病毒治疗方法，可试用 α-干扰素雾化吸入、洛匹那韦/利托那韦、利巴韦林、磷酸氯喹、阿比多尔。

**4. 抗菌药物治疗：**避免盲目或不恰当使用抗菌药物。

**5. 免疫治疗**：可考虑使用糖皮质激素、丙种球蛋白和胸腺肽治疗，但需要更多的循证学依据。

**6. 中医治疗**：建议中西医并重，本病属于中医“疫”病范畴，病因为感受“疫戾”之气，应辨证施治。

# 第一章

# 基本要求

1. 医疗机构应加强对医务人员新型冠状病毒肺炎（简称“新冠肺炎”）相关知识的培训，做到早发现、早报告、早隔离、早诊断、早治疗。

2. 医务人员应熟知新冠肺炎的诊疗方案、医院感染预防与控制技术指南及防控方案，并严格实施。

3. 新冠肺炎患者应集中收治，医院应设立独立的发热门诊，定点收治医院应当设立专门的隔离病区。

4. 根据新冠肺炎的流行病学特点，针对传染源、传播途径、易感人群三个环节，制定相应工作制度，建立和落实岗位责任制。

5. 严格落实消毒、隔离工作，根据实际收治情况，制定切实可行的防控制度、措施、流程及应急预案。

6. 加强新冠肺炎医院感染的监测，做好早期预警预报。

7. 增强医务人员个人防护意识，并按要求合理使用防护用品。

8. 做好医疗机构医疗废物的管理及污水处理。

新冠肺炎疫情防控组织架构（参考）见图 1-1。

发生疫情后，成立医疗机构疫情防控指挥部
疫情防控指挥部由党政领导担任，各职能部门负责人为成员。负责整个疫情防控的总协调及重大事务的决策
医疗救治组
负责医疗救治等相关医疗工作
护理组
负责制定相应护理措施、流程并落实
感染防控组
负责制定院内感染防控方案并督导落实
药事管理组
负责药品、消毒产品等的储备、发放
装备保障组
负责医疗设备及防护用品的购置、调配、发放
后勤物资保障组
负责后勤物资保障、餐食、水电气、车辆、住宿等


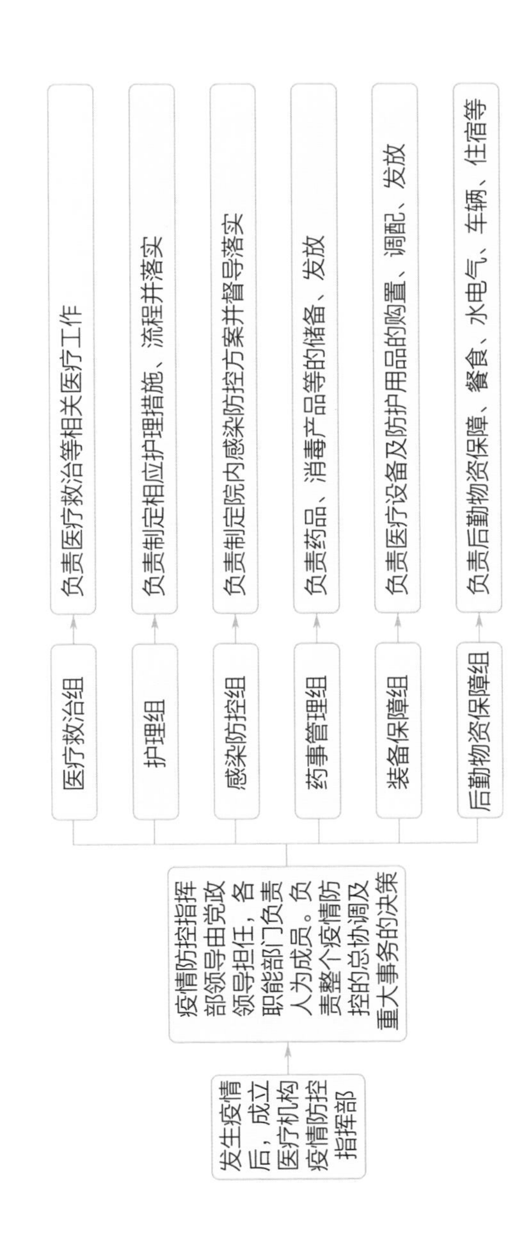

图 1-1　新冠肺炎疫情防控组织架构（参考）

# 第二章

# 消毒技术

清洁是消毒的基础。清洁是用物理或化学方法使无生命物体上污染的有害微生物达到安全水平的操作，是传染病传播干预措施中的一个重要组成部分。但是清洁只能移除病原体，并不能彻底阻断病原体的传播。

消毒是指清除或杀灭人体表面和外部环境中的病原微生物或其他有害微生物，使之达到无害化的一个过程。消毒能够减少病原微生物负载水平，消毒后微生物菌落总数会显著降低，致病菌的检出率也会显著降低，并可杀灭或清除已污染的致病微生物。

消毒技术可有效切断传播途径，是控制传染病流行的主要手段，对控制新冠肺炎传播流行、保护人民群众身体健康具有重要意义。

## 第一节　空气消毒

新冠肺炎，其病原体是β属的一种冠状病毒，呼吸道飞沫传播是其主要传播途径之一，因此，实施空气消毒可有效切断新型冠状病毒的传播、扩散。目前，空气消毒主要手段包括过滤或静电消毒，消毒剂熏蒸、喷雾及臭氧、紫外线消毒等。各医疗机构应结合自身实际情况，根据临床科室的感染风险评估结果，采取适宜的空气消毒措施。

## 一、基本原则

1. 应加强室内外空气流通，最大限度引入室外新鲜空气。

2. 原则上不使用中央空调。

3. 空气消毒产品应符合国家相关规范要求，取得生产企业卫生许可证和卫生安全评价报告。

4. 终末消毒时，不必对室外空气开展消毒。

## 二、消毒方法

### 1. 普通诊疗区域

（1）通风良好的诊室，可采取自然通风，每日 2～3 次，每次不少于 30min。

（2）采用机械通风，应增加换气次数，加速空气流动。

（3）通风不良时，可使用循环风紫外线空气消毒机或静电吸附式空气消毒机等符合国家规范要求的空气消毒机，消毒方法参照空气消毒机说明书。

### 2. 发热门诊、留观病室、隔离病区

（1）应通风良好，可采取排风（包括自然通风和机械通风）措施，每日通风 2～3 次，每次不少于 30min，采用机械通风的应控制气流方向，由清洁侧流向污染侧。

（2）使用循环风紫外线空气消毒机或静电吸附式空气消毒机等符合国家规范要求的空气消毒机，每日 3～4 次，消毒方法参照空气消毒机说明书。

（3）无人条件下，选择过氧乙酸、二氧化氯、过氧化氢等消毒剂，采用超低容量喷雾进行消毒，不推荐喷洒消毒。也可选择紫外线灯消毒，采取悬吊式或移动式直接照射，安装时紫外线灯（30W 紫外线灯，在 1.0m 处的强度＞70$\mu$W/cm$^2$）应≥1.5W/m$^3$，可适当延长照射时间到 1h 以上。

（4）有条件的医院，可使用负压病房，病室与外界压差宜为－30Pa，缓冲间与外界压差宜为－15Pa。

**3. 空气检测标准：** 消毒后空气中自然菌的消亡率≥90%，可判为合格。

## 第二节 物体表面、地面的清洁与消毒

新冠肺炎的主要传播途径还包括接触传播，因此，物体表面的清洁与消毒显得尤为重要。新冠肺炎诊疗区域内物体表面进行清洁消毒的方法有很多，主要包括擦拭消毒、喷雾消毒和紫外线照射等。擦拭消毒因其操作简便、费用低、效果好，所以大多医疗机构选择物体表面的消毒方法仍以擦拭消毒为主，常用于擦拭的消毒剂有 75%乙醇、含氯制剂和季

铵化合物等。

## 一、基本原则

1. 应根据流行病学调查结果确定消毒范围、对象和时限。

2. 环境清洁消毒人员工作前，应根据所在区域的防护级别做好个人防护。

3. 环境物体表面可选择含氯消毒剂、二氧化氯等擦拭、喷洒或浸泡消毒。

4. 清洁消毒工作应按清洁区→潜在污染区→污染区的顺序逐区进行；抹布、拖把标识清楚，分区使用。

5. 需要清洁消毒的包括桌、椅、床头柜、床架及其他经常接触的物体的表面。

## 二、消毒方法

**1. 普通诊疗区域：**物体表面、地面应每天清洁消毒至少2次，用500mg/L含氯消毒剂消毒，作用30min。遇污染时，先用吸水材料去除可见污染物，再清洁消毒。

**2. 发热门诊、留观病室、隔离病区**

（1）物体表面、地面应每天清洁消毒3～4次，用1000mg/L含氯消毒剂消毒，作用30min。

（2）有少量污染物，可用一次性吸水材料蘸取5000～10000mg/L含氯消毒剂（或达到高水平消毒的消毒湿巾）小心移除。

（3）大量污染物用含吸水成分的消毒粉/漂白粉完全覆盖，或用一次性吸水材料完全覆盖后，再用足量的5000～10000mg/L含氯消毒剂浇在吸水材料上，作用30min，小心移除。

## 第三节 终末消毒

医院环境是一个巨大的储菌库，特别是病房内空气、物体表面可能存在着多种多样的细菌、真菌、病毒、衣原体等微生物。大多数病原体可以通过附着在微滴、皮屑或灰尘颗粒上而分散在病区空气中，也可以最终沉淀在地板以及柜子、窗帘、床单、电脑、电话和所有诊疗设备表面。通过直接接触的传播方式将病原体传播给患者和医务人员，同时还能间接地经由医务人员的手进行传播。做好终末消毒可在防控新型冠状病毒传播的过程中起到重要作用。

### 一、基本原则

1. 发热门诊每日工作结束后，留观病室、隔离病区在患者出院、转科后均应做终末消毒。

2. 终末消毒前，应先关闭门窗。

3. 负责终末消毒的工作人员，建议穿戴工作服、一次性工作帽、双层手套、防护服、KN95/N95 及以上颗粒物防护口罩或医用防护口罩、防护面屏、工作鞋或胶靴、防水靴套。必要时，可加穿防水围裙或防水隔离衣。

4. 消毒顺序应先外后内、先上后下，由洁到污，依次对门、地面、物体表面、墙壁等进行喷雾消毒，重点做好空气消毒。

5. 终末消毒的范围包括：地面，墙壁，桌、椅、床头柜、床架、门把手等物体表面，患者衣服、被褥等生活用品及相关诊疗用品，以及室内空气等。

6. 不同区域的抹布、拖把应标识清楚，严禁交叉使用。

7. 患者的个人物品按规范要求消毒后交还给患者，并告知患者 60min 后再进行清洗处理。

## 二、消毒方法

1. **空气消毒**：参照本章第一节。

2. **物体表面的清洁消毒**

（1）诊疗设施设备表面以及墙壁、桌、椅、床头柜、床架、门把手等有肉眼可见污染物时，应先完全清除污染物再消毒，方法参照本章第二节。

（2）无肉眼可见污染物时，用 1000mg/L 含氯消毒剂或 500mg/L 二氧化氯消毒剂进行喷洒、擦拭或浸泡消毒，作用 30min 后用清水擦拭干净。

**3. 墙壁的消毒：** 终末消毒时，用 1000mg/L 含氯消毒剂或 500mg/L 二氧化氯消毒剂擦拭或喷洒消毒。

**4. 地面的消毒：** 先由外向内喷洒一次，喷药量为 100～300mL/$m^2$，待室内消毒完毕后，再由内向外重复喷洒一次，作用时间不少于 30min。

**5. 衣服、被套、床单、枕套等纺织品的消毒**

（1）收集时应避免产生气溶胶，建议均按医疗废物集中焚烧处理。

（2）若重复使用，可用流通蒸汽或煮沸消毒 30min；或先用 500mg/L 含氯消毒剂浸泡 30min，然后按常规清洗；或采用水溶性包装袋盛装后直接投入洗衣机中，同时进行洗涤消毒 30min，并保持 500mg/L 的有效氯含量；贵重物品选用环氧乙烷进行消毒处理。

**6. 枕芯、被芯、床垫的消毒：** 采用床单位消毒机或紫外线进行消毒。床单位消毒机的消毒方法参照产品说明书；紫外线消毒时应将枕芯、被芯、床垫充分暴露，紫外线灯强度＞70$\mu W/cm^2$，照射时间＞1h。

**7. 患者的个人卫生处置：** 在有条件的情况下，应沐浴更衣；个人用物应使用 1000mg/L 含氯消毒剂或 75％乙醇擦拭消毒；患者的衣物等个人织物按要求消毒后，使用塑料袋包装有效封口后交还给患者，并告知患者 60min 后再进行清洗处理；手机使用 75％乙醇擦拭消毒后用塑料袋密封保存 1 周后再使用。

**8. 病历的消毒：**建议采用电子化病历。病历夹应尽量不带入污染区，日常用75%乙醇或1000mg/L含氯消毒剂擦拭消毒，作用30min。患者签字后的病历纸宜采用紫外线灯照射消毒，消毒方法和时间参照说明书。

**9. 新冠肺炎患者出院后终末消毒：**见图2-1。

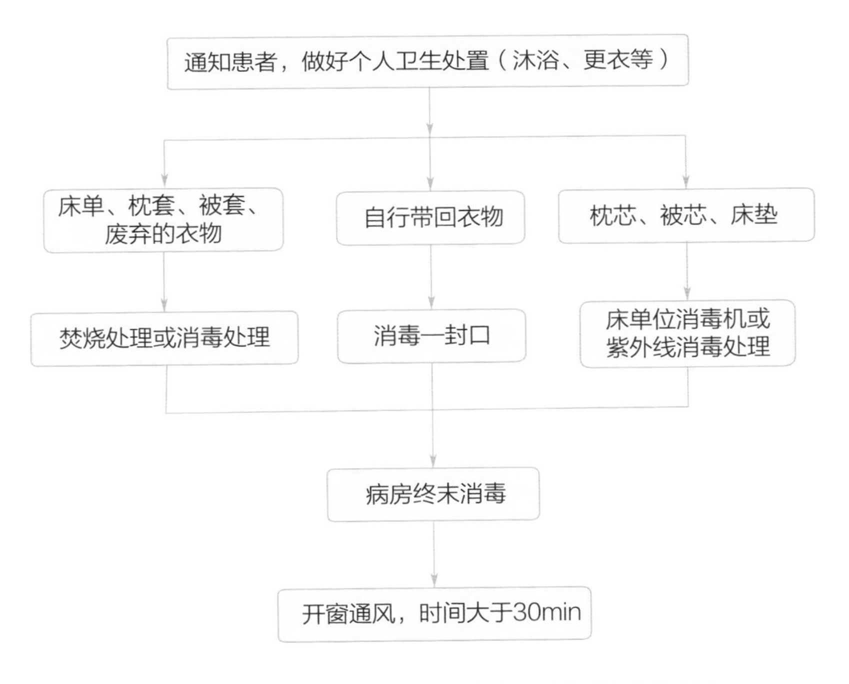


图2-1 新冠肺炎患者出院后终末消毒流程（参考）

# 第四节　手卫生

手卫生是接触传播的主要隔离措施。2000年，世界卫生组织发布了手卫生草案，美国CDC随后也发布了手卫生指引。我国在2009年发布了WS/T 313—2009《医务人员手卫生规范》，为了进一步提升医务人员手卫生依从性，2019年颁布了WS/T 313—2019《医务人员手卫生规范》。

目前，医疗机构手卫生的要求只针对医务人员，忽视了患者手卫生的重要性。新冠肺炎患者作为一个"移动传染源"，会将病原体通过手传播给其他人或转移到物体表面。因此，既要加强医务人员手卫生，也要重视新冠肺炎患者的手卫生，尽量减少新型冠状病毒传播的风险。

## 一、基本原则

1. 应设置与诊疗工作相匹配的流动水洗手和卫生手消毒设施，并方便医务人员使用，且应配备非手触式水龙头。

2. 加强医务人员行为隔离，严格执行WS/T 313—2019《医务人员手卫生规范》。

3. 加强患者手卫生培训与督导。

## 二、医务人员手卫生

### 1. 手卫生指征

（1）穿戴防护用品前。

（2）脱摘防护用品前、中、后。

（3）离开病区前。

（4）进食饮水前。

（5）便前、便后。

（6）回到驻地房间后。

（7）疑似手污染后。

### 2. 注意事项

（1）下列情况时，应先洗手，再卫生手消毒：①接触疑似/确诊患者的血液、体液和分泌物以及被新型冠状病毒污染的物品后；②直接为疑似/确诊患者进行检查、治疗、护理或处理污染物之后。

（2）采用速干手消毒剂消毒双手时，应取足量的手消毒剂，双手相互揉搓至干；采用流动水洗手时，应使用清洁剂。

（3）戴手套不能替代手卫生，摘手套后应进行手卫生。

## 三、患者手卫生

### 1. 手卫生指征

（1）便前、便后。

（2）咳嗽礼仪后。

（3）签署医疗文书前、后。

（4）用餐前、后。

（5）戴口罩前、脱口罩后。

（6）疑似手污染后。

### 2. 注意事项

（1）无可见污染物时，可用速干手消毒剂消毒双手；有可见污染物时，应先洗手，再卫生手消毒。

（2）有条件洗手的尽量洗手；无条件情况下，可使用速干手消毒剂。

# 第五节　防护用品的清洁与消毒

医务人员在诊疗过程中需要密切接触新冠肺炎患者，进行气管插管、吸痰等高度危险的操作，是感染新冠肺炎的高危人群，防护用品是医务人员身体健康和生命安全的重要保障。医疗机构应加强对防护用品清洁与消毒的管理。

## 一、基本原则

1. 应尽量使用一次性防护用品，重复使用的防护用品应及时清洁消毒。

2. 负责清洁消毒的工作人员应按照不同区域的防护级别做好个人防护。

3. 重复使用的布制防护用品按照感染性织物收集，使用橘黄色织物收集袋/水溶性包装袋盛装，采用水溶性包装袋的应在密闭状态下直接投入洗涤设备内。

4. 应先消毒后洗涤，不宜手工洗涤，宜采用专机洗涤、消毒，首选热洗涤方法。

5. 消毒后的防护用品应检查其完整性。

## 二、消毒方法

**1. 布制防护用品：**布制防护用品按规定收集后，可选择以下方法处理。

（1）进行压力蒸汽灭菌（121℃ 20min 或 132℃ 4min）后清洗。

（2）高温煮沸（100℃ 15min）后清洗。

（3）化学消毒方法：使用2000～5000mg/L含氯消毒剂或500～1000mg/L二氧化氯消毒剂或相当剂量的其他消毒剂，洗涤消毒（应不少于30min）后清洗。

2. 脱下的护目镜/防护面屏、长筒胶鞋等非一次性使用的物品

（1）应直接放入盛有2000mg/L含氯消毒剂、0.2%过氧乙酸或75%乙醇的容器浸泡30min，清水冲洗，干燥备用。

（2）干燥的方法：建议采用烘干的方式进行干燥后再使用75%乙醇擦拭，擦拭时应动作轻柔，避免护目镜内膜破裂。

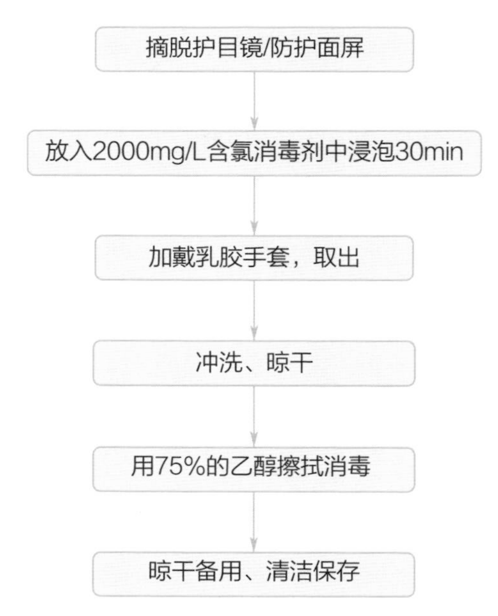


图 2-2 护目镜/防护面屏清洁消毒流程

（3）防雾处理（仅供参考）：使用0.5%碘伏均匀涂抹在护目镜内侧面，自然晾干后即可有防雾效果；或使用防雾喷雾均匀喷洒。

护目镜/防护面屏清洁消毒流程见图2-2。

## 第六节 诊疗器械、器具的清洁与消毒

诊疗器械、器具安全是医疗质量安全的核心，清洗消毒是确保诊疗器械、器具安全的关键。我国在2012年发布的WS/T 367—2012《医疗机构消毒技术规范》中要求，应根据物品污染后导致感染风险的高低和消毒物品的性质选择合适的清洁消毒方法。

### 一、基本原则

1. 宜选用一次性诊疗器械、器具，按新冠肺炎疫情期间的感染性废物处理。

2. 重复使用的诊疗器械、器具应先消毒，后清洗，再消毒或灭菌。

3. 体温计、血压计、听诊器等诊疗用品应专人专用，无条件时，每次使用后应及时清洁消毒。

4. 不耐高压高温消毒和化学消毒的诊疗器械、器具，宜用一次性保护套或一次性薄膜覆盖器械操作面，遵循一人一用一更换的原则。

## 二、消毒方法

1. 体温计使用1000mg/L含氯消毒剂浸泡30min，清水冲洗，晾干备用；血压计、听诊器、心电监护仪、呼吸机等可使用75%乙醇或1000mg/L含氯消毒剂擦拭消毒，作用30min后用清水擦拭。

2. 诊疗器械、器具应根据厂家使用说明及材质选择合理的消毒方法，宜使用1000～2000mg/L含氯消毒剂或75%乙醇等脂溶剂浸泡消毒30min以上，有明显污染物时，使用5000～10000mg/L含氯消毒剂浸泡消毒60min以上。

3. 使用后的可复用器械、器具应双层封闭包装并标明“新冠肺炎”或简写为“新冠”，由消毒供应中心单独回收处理，按WS/T 367—2012《医疗机构消毒技术规范》清洗、灭菌。

# 第七节　患者用物的清洁与消毒

新冠肺炎患者的生活卫生用品如毛巾、面盆、痰盂（杯）、便器、餐（饮）具等携带了大量的病原微生物，日常均以保持清洁为主，或进行定期清洁和（或）消毒，遇污染应及时清洁与消毒。

## 一、基本原则

1. 应尽量使用一次性用品。

2. 重复使用的物品应专人专用，用后应消毒—清洗—消毒/灭菌。

3. 应根据物品的材质、性能等选择合适的消毒方法。

## 二、消毒方法

### 1. 用具的消毒

（1）患者使用的痰杯，应按照消毒液与痰液 1∶1 的比例向杯中注入 2000mg/L 含氯消毒剂浸泡 60min 后倒入便池。

（2）患者使用后的餐（饮）具（如金属、陶瓷、玻璃类制品）清除残渣后，煮沸消毒 30min，或用 500mg/L 含氯消毒剂浸泡 30min，再用清水洗净。

### 2. 患者的个人用物

（1）如手机、医保卡等，使用 75%乙醇或 1000mg/L 含氯消毒剂擦拭消毒，作用 30min。

（2）耐热、耐湿的衣物可煮沸（100℃ 15min）、蒸汽或压力蒸汽消毒。

（3）对于不耐热或不耐湿的物品如书籍、羽绒制品、棉衣裤、皮张、毛制品等可用环氧乙烷消毒柜处理。

（4）对于耐湿物品，如各种塑料制品、用具、容器，人造纤维织物等，可用1000～2000mg/L含氯消毒剂或2000mg/L过氧乙酸浸泡30min或擦拭表面消毒。

## 第八节　患者排泄物、分泌物、呕吐物的处理

医院污水主要来源于诊疗、生活污水及患者的排泄物、分泌物、呕吐物等，含有病原性微生物、有毒有害的物理化学污染物和放射性污染等，具有空间污染、急性传染和潜伏性传染等特征。新冠肺炎患者的排泄物、分泌物、呕吐物最终也汇入医院污水，不经有效处理将会成为疫情扩散的重要途径，并严重污染环境。

### 一、基本原则

处理患者排泄物、分泌物、呕吐物的工作人员应做好个人防护，倾倒时宜加戴防护面屏及穿隔离衣。

### 二、消毒方法

医院应设有污水处理系统。

1. 有污水处理系统的医院，患者的排泄物、分泌物、呕吐

物可直接入污水池，适当增加污水处理消毒剂投药量，保证污水处理余氯含量大于接触池出口总余氯 6.5～10mg/L。

2. 无污水处理系统的医院，患者的排泄物、分泌物、呕吐物应有专门容器收集，用含 20000mg/L 含氯消毒剂，按粪、药比例 1∶2 浸泡消毒 2h，配制方法如下：

1L 水＋40 片含氯消毒片（每片含有效氯 500mg）；

1L 水＋400mL 84 消毒液（含有效氯 20000mg/L）；

1 份漂白粉（10％漂白粉乳液）＋4 份污染物，混匀，消毒 2h。

3. 清除污染物后，应对被污染的环境物体表面进行消毒。盛放污染物的容器可用 5000mg/L 含氯消毒剂溶液浸泡消毒 30min，然后清洗干净。

## 第九节　转运工具的清洁与消毒

转运工具的清洁与消毒往往是最容易被忽视的，而转运工具也是病原体传播的一个重要媒介。为了防止新冠肺炎通过转运工具传播，应对转运工具进行清洁与消毒。

### 一、基本原则

1. 应先进行污染情况评估；污染的空间、表面等，应先消毒再清除明显的污染物。

2. 清洁消毒前，工作人员应做好个人防护，建议穿戴工作服、一次性工作帽、双层手套、防护服、KN95/N95 及以上颗粒物防护口罩或医用防护口罩、防护面屏、工作鞋或胶靴、防水靴套。必要时，可加穿防水围裙或防水隔离衣。

3. 清洁消毒的顺序应遵循由上至下、由内向外、S 形擦拭消毒原则，作用 30min 后用清水擦拭/冲洗。

## 二、消毒方法

1. 运送完毕后，进行空气消毒，具体参照本章第一节。

2. 转运工具表面使用 1000～2000mg/L 含氯消毒剂或 2000mg/L 过氧乙酸擦拭或喷洒消毒；按材质不同而异，一般最低用量为 100～200mL/$m^2$，最高可用 1000mL/$m^2$，以擦拭/喷洒均匀、透湿为限。

3. 有可见污染物时应使用一次性吸水材料蘸取 5000～10000mg/L 含氯消毒剂（或能达到高水平消毒的消毒湿巾/干巾）完全清除污染物，再用 1000mg/L 含氯消毒剂或 500mg/L 二氧化氯消毒剂进行喷洒或擦拭消毒，作用 30min 后用清水擦拭干净。

4. 患者使用后的织物、坐垫、枕头和床单建议按医疗废物收集集中处理；如重复使用，可参考本章第三节。

120 急救车清洁消毒流程见图 2-3。

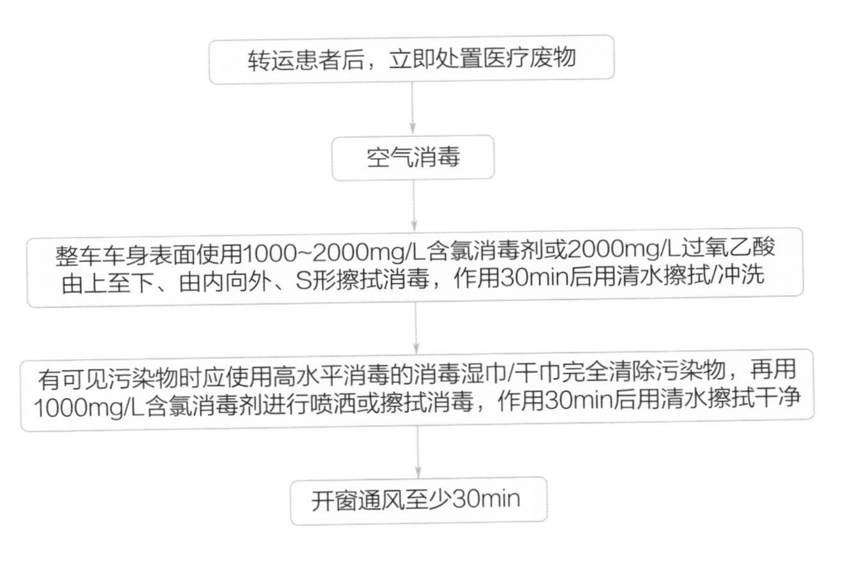


图 2-3　120 急救车清洁消毒流程

# 第三章

# 隔离技术

隔离技术是指将传染源传播者和高度易感人群安置在指定地点和特殊环境中，暂时避免与周围人群接触。隔离技术是控制新冠肺炎流行传播的一项重要内容和措施，而隔离技术的实施能够有效防止病原体扩散，便于管理、消毒和治疗。应针对新型冠状病毒的病原学和流行病学特点，采取相应的隔离措施和隔离检疫期限，有效的隔离措施对控制其进一步扩散起着决定性的作用。

## 第一节 隔离的基本原则

1. 根据新冠肺炎的传播途径，在采取飞沫隔离、接触隔离的基础上，必要时采取空气隔离措施。

2. 新型冠状病毒可能有多种传播途径，应在标准预防的基础上，结合本院的实际情况，制定相应的隔离与预防措施。

3. 隔离病室应有隔离标志，并限制人员的出入。黄色为空气传播的隔离，粉色为飞沫传播的隔离，蓝色为接触传播的隔离。

4. 疑似患者应单间隔离；确诊患者可置同一室（原则上不超过 4 人），床间距≥1.2m。

5. 患者的活动应限制在病房内，与患者相关的诊疗活动尽量在病区内进行。

# 第二节　建筑布局

## 一、设计要求

1. 合理设置清洁区、潜在污染区、污染区，三区完全物理隔断，区域间有缓冲间，缓冲间两侧的门不应同时开启，以减少区域之间空气流通。

2. 各区域功能明确，洁污、医患、人车等流线组织清晰，医务人员出口应设置强制卫生通过。

3. 应严格服务流程和三区的管理。各区之间界线清楚，设有引导、管理等功能的标识系统。

4. 诊室、病室应通风良好，配备合格的空气消毒设备；有条件的医院，可配备负压病房。各区域应设有独立的卫生间，并配备合格的手卫生设施。

## 二、综合性医院改建的建议

由于疫情紧急，大部分定点救治医院为综合性医院，在改建时，应根据医院的实际条件，采取区域隔离。根据《传染病医院建筑设计规范》中“三区两通道两缓冲”的设置要求，制定改建流程及布局，有条件时应将人流-物流、洁-污分开；无条件时，患者通道可与污染物运送共用通道，洁净物流运送可与医务人员共用通道。

新冠肺炎定点救治医院布局流程（参考）见图 3-1。新型冠状病毒隔离病区建筑布局（参考）见图 3-2。南昌大学第一附属医院隔离病区改建后图纸见图 3-3。

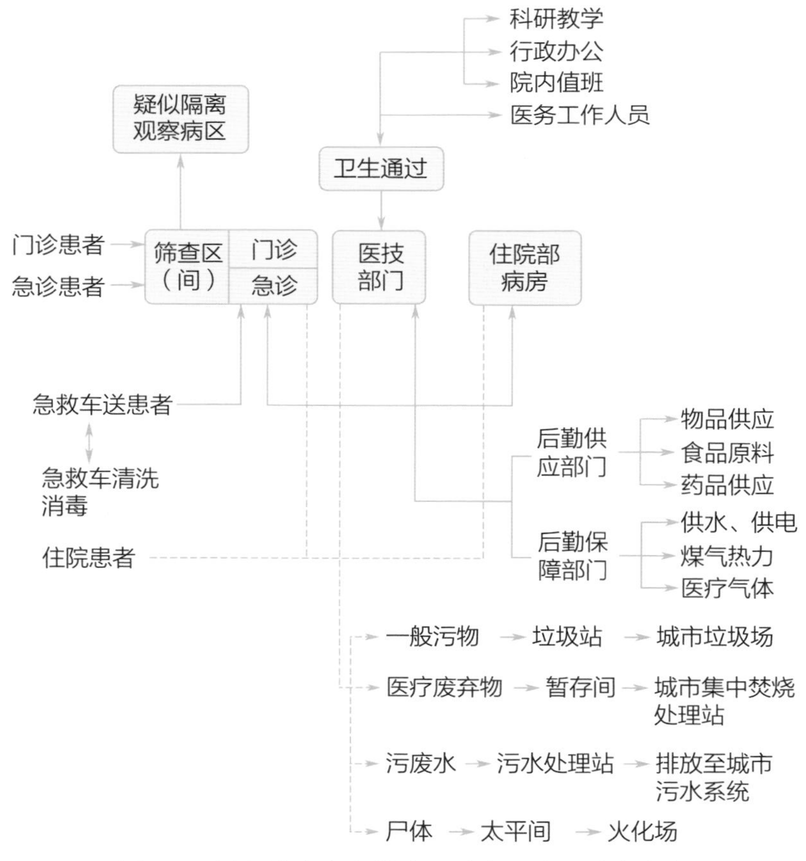


图 3-1 **新冠肺炎定点救治医院布局流程（参考）**

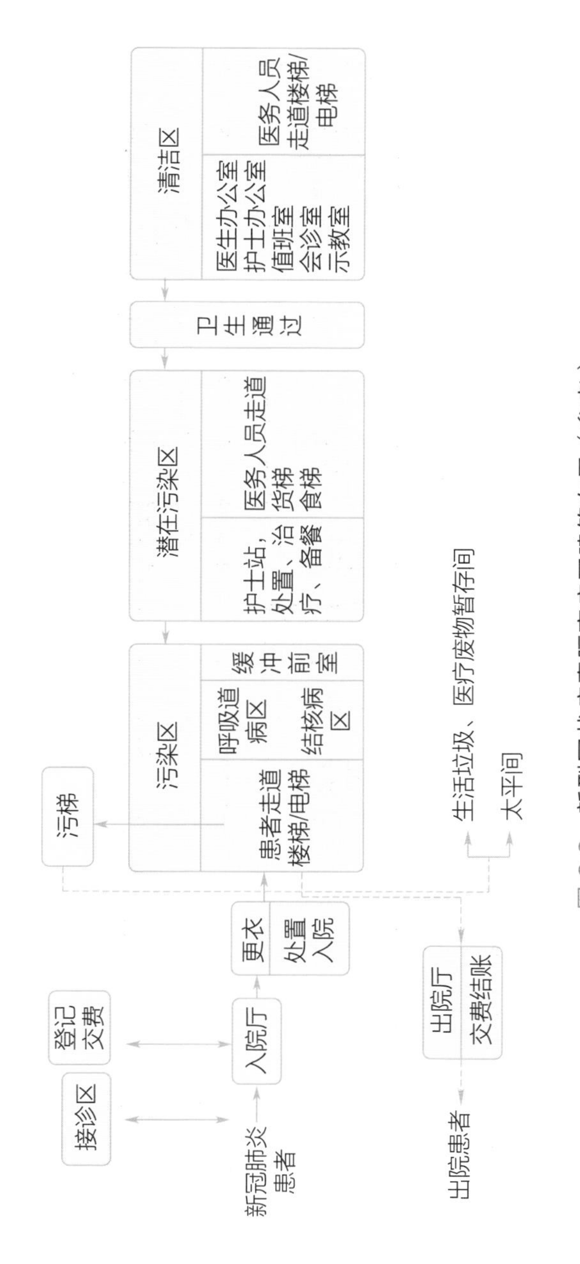


图 3-2 新型冠状病毒隔离病区建筑布局（参考）

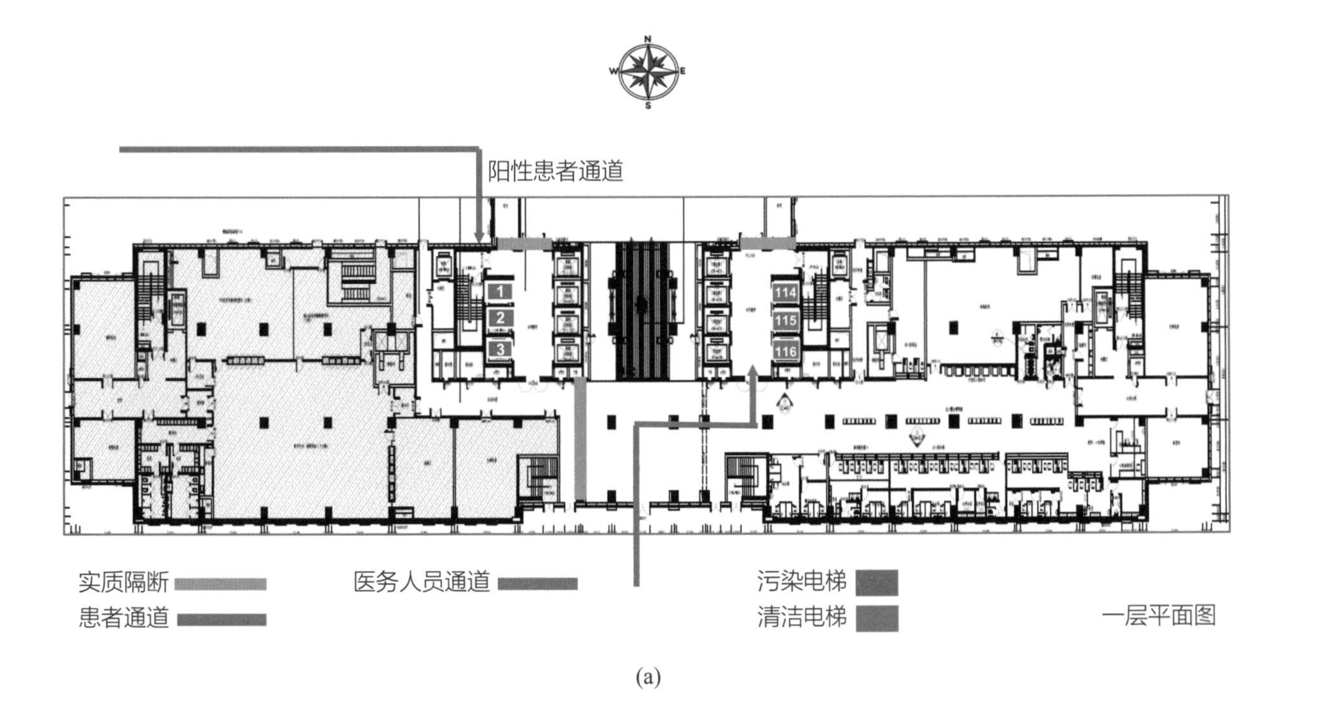


(a)

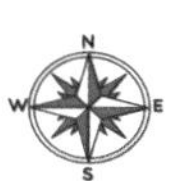

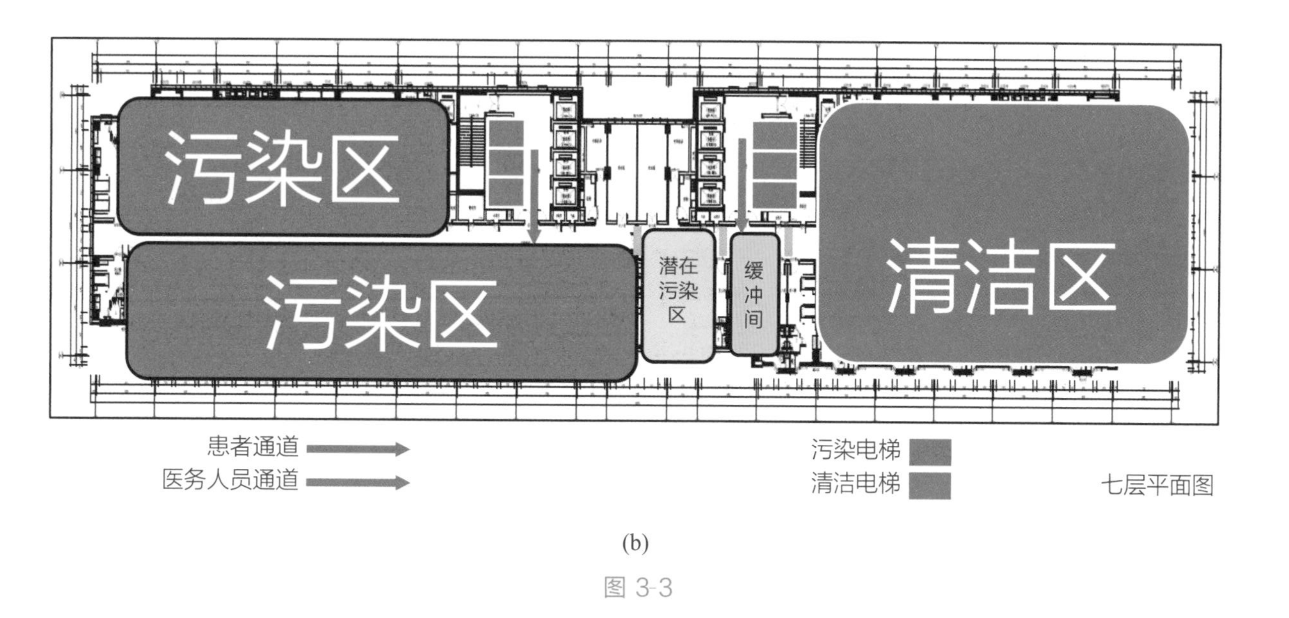


(b)

图 3-3

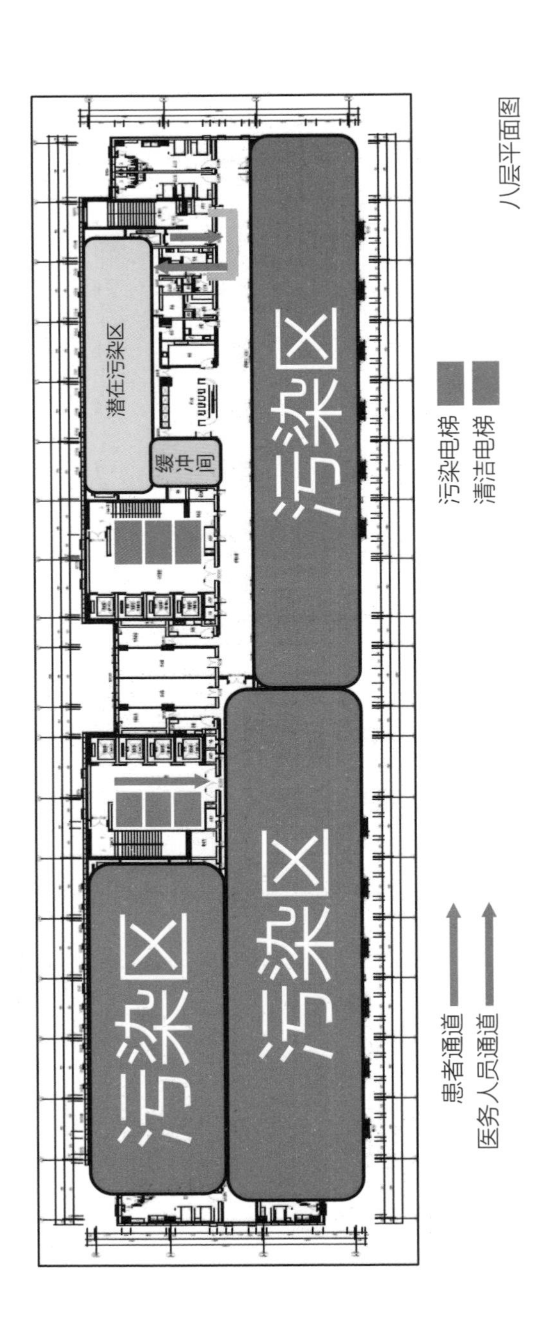


(c)

图 3-3 南昌大学第一附属医院隔离病区改建后图纸

## 第三节 医护人员个人防护

### 一、基本原则

1. 在实施标准预防的基础上，采取飞沫隔离、接触隔离措施，必要时采取空气隔离措施。

2. 配备合格的防护用品；医用防护服紧缺时，应选用符合国卫办医函〔2020〕98号要求的“紧急医用物资防护服”。

3. 根据暴露的风险级别选择恰当的防护用品。

4. 医务人员应掌握新冠肺炎防控相关知识以及防护用品的使用。

5. 加强手卫生，具体手卫生指征参照第二章第四节。

6. 医务人员离开清洁区前，应进行个人卫生处置：鼻腔、外耳道使用清水棉签清洁；口腔进行漱口；有条件进行沐浴更衣。

### 二、防护用品的主要参数

1. **医用外科口罩：**符合YY 0469—2011医用外科口罩。

2. **医用防护口罩：**符合GB 19083—2010医用防护口罩技术要求（常见口罩种类及其适用性见表3-1）。

表 3-1 常见口罩种类及其适用性

| 口罩种类 | 图例 | 产品标准 | 产品认证 | 防飞沫 | 防气溶胶 | 防液体喷溅 |
| --- | --- | --- | --- | --- | --- | --- |
| 一次性使用医用口罩 |  | YY/T 0969—2013 | 医疗注册Ⅰ类 | × | × | × |
| 医用外科口罩 |  | YY 0469—2011 | 医疗注册Ⅰ类 | √ | × | √ |
| 医用防护口罩 |  | GB 19083—2010 | 医疗注册Ⅱ类 | √ | √ | √ |
| KN95/N95 |  | GB 2626—2006 | 特种劳动防护样品 LA 认证 | √ | √ | × |
| 纱布口罩 |  | GB 19084—2004（已作废） | × | × | × | × |

**3. 一次性医用隔离衣：**符合 T/CTES 1013—2019 医用防护类服装、隔离类用单分级和性能技术规范。

**4. 医用一次性防护服技术要求：**符合 GB 19082—2009 医用一次性防护服技术要求。

**5. 紧急医用物资防护服：**符合国卫办医函〔2020〕98 号要求。

**6. 一次性医用帽：**符合 Q/320505 SZJY002—2015 一次性使用医用帽。

**7. 防护眼镜/防护面屏：**符合 GB 14866—2006 个人用眼护具技术要求。

**8. 医用手套：**符合 GB 10213—2006 一次性使用医用橡胶检查手套。

**9. 医用防护鞋套：**宜设计成带有收口的形式，具备抗湿防渗性能。

**10. 长筒胶鞋：**符合 GB 25038—2010 胶鞋健康安全技术规范。

**11. 全面型自吸过滤式呼吸器：**符合 GB 2626—2006 呼吸防护用品——自吸过滤式防颗粒物呼吸器。

**12. 一次性使用医用防护帽：**符合 YY/T 1642—2019 一次性使用医用防护帽。

## 三、各类防护服、口罩的比较

**1. 各类防护服的比较：**各类防护服主要参数的比较见表 3-2。

表 3-2 各类防护服主要参数的比较

| 主要参数 | 医用防护服 | 工业防护服 | 手术衣/隔离衣 |
| --- | --- | --- | --- |
| 外观 | 连体式 | 全包覆式 | 除头部以下的周身全部覆盖 |
| 抗渗水性 | 关键部位静水压≥1.67kPa | 面料静水压≥1.0kPa | 关键部位静水压≥2.0kPa，非关键部位静水压≥1.0kPa |
| 过滤效率 | 对非油性颗粒物的过滤效率≥70% | 对非油性颗粒物的过滤效率≥70% | 干态-非关键部位微生物的穿透性应≤300CFU |
| 接缝处 | 针眼密封处理，针距每3cm应为8～14针，线迹均匀平直，不得有跳针 | 接缝强力不应低于30N | 干态：接缝强力≥40N |
| 洁净度-微生物指标 | 符合GB 15979—2002 | 无要求 | 按YY/T 0506.7的要求，检出微生物应≤300CFU/$dm^2$ |
| 断裂强度 | 关键部位材料≥45N | 面料≥30N | 干态：≥20N，湿态：关键部位≥20N，非关键部位无要求 |

表 3-3　各类口罩主要参数的比较

| 主要参数 | 医用防护口罩 | 医用外科口罩 | 一次性使用医用口罩 | KN95(随弃式面罩) |
|---|---|---|---|---|
| 过滤效率 | 在气体流量为 85L/min 的情况下，口罩对非油性颗粒物过滤效率应≥95% | 口罩的细菌过滤效率应≥95%；口罩对非油性颗粒物过滤效率应≥30% | 口罩的细菌过滤效率应≥95% | 对非油性颗粒物过滤效率应≥95% |
| 密合性 | 口罩总适合因数应不低于 100 | — | — | 口罩适合因数应不低于 100 |
| 合成血液穿透 | 将 2mL 合成血液以 10.7kPa 压力喷向口罩，口罩内侧不应出现渗透 | 将 2mL 合成血液以 16.0kPa 压力喷向口罩，口罩内侧不应出现渗透 | — | — |
| 气流阻力 | 在气体流量为 85L/min 的情况下，口罩的吸气阻力不得超过 343.2Pa | 口罩两侧面进行气体交换的压力差应不大于 $49Pa/cm^2$ | 口罩两侧面进行气体交换的压力差应不大于 $49Pa/cm^2$ | 在气体流量为(85±1)L/min 的情况下，口罩的吸气阻力不得超过 350Pa |
| 表面抗湿性 | 口罩外表面沾水等级不应低于 GB/T 4745—2012 中的 3 级(上层表面受淋处有润湿) | — | — | — |
| 微生物指标 | 见表 3-4 | 见表 3-4 | 见表 3-4 | — |

表 3-4 各类口罩的微生物指标

|  | 细菌菌落总数/(CFU/g) | 大肠菌群 | 铜绿假单胞菌 | 金黄色葡萄球菌 | 溶血性链球菌 | 真菌菌落总数/(CFU/g) |
|---|---|---|---|---|---|---|
| 医用防护口罩 | ≤200 | 不得检出 | 不得检出 | 不得检出 | 不得检出 | ≤100 |
| 医用外科口罩 | ≤100 | 不得检出 | 不得检出 | 不得检出 | 不得检出 | 不得检出 |
| 一次性使用医用口罩 | ≤100 | 不得检出 | 不得检出 | 不得检出 | 不得检出 | 不得检出 |

中国口罩主要标准及适用范围
GB2626—2006
呼吸防护用品——自吸过滤式防颗粒物呼吸器
适用范围
颗粒物防护
不适用范围
逃生
消防
蒸气
有害气体
缺氧环境
水下作业
GB/T32610—2016
日常防护型口罩技术规范
适用范围
日常生活颗粒物防护
不适用范围
逃生
消防
医用
缺氧环境
水下作业
工业防尘
婴幼儿/儿童
YY/T 0969—2013
一次性使用医用口罩
适用范围
普通医疗环境
细菌
口腔喷出污染物
鼻腔呼出污染物
YY 0469—2011
医用外科口罩
适用范围
临床有创操作
细菌
颗粒物
病原体微生物
GB 19083—2010
医用防护口罩
适用范围
医疗工作环境
颗粒物
血液
体液
分泌物
飞沫
图 3-4 中国口罩主要标准及适用范围

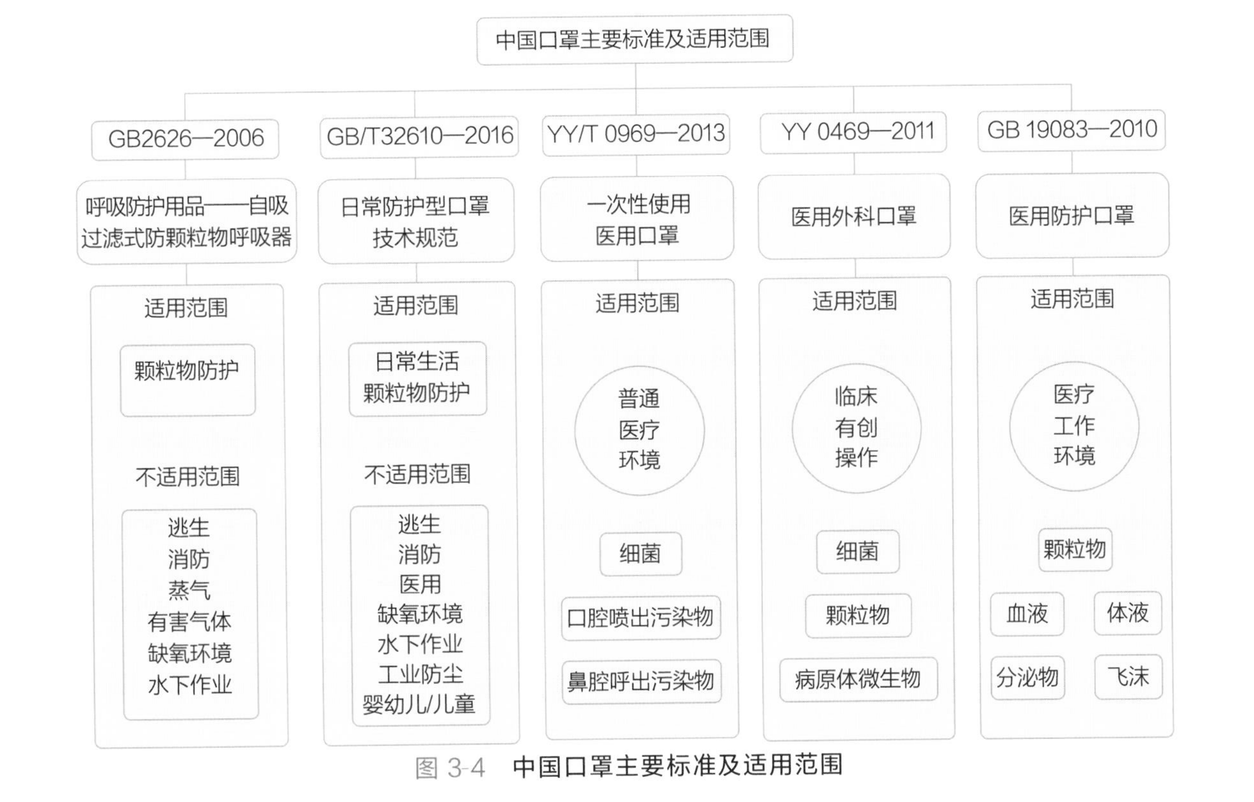

### 2. 各类口罩的比较

（1）各类口罩主要参数的比较：见表 3-3。

（2）中国口罩主要标准及适用范围：见图 3-4。

## 四、医务人员分级防护

**1. 一级防护：**适用于普通门诊及普通病房一般诊疗活动，预检分诊、发热门诊等部门的医务人员。

（1）普通门诊及普通病房一般诊疗活动：穿戴一次性工作帽、一次性医用外科口罩、工作服，必要时戴一次性乳胶手套。

（2）预检分诊、发热门诊一般诊疗活动：穿戴一次性工作帽、医用防护口罩、工作服、隔离衣、一次性乳胶手套，必要时戴护目镜/防护面屏。

**2. 二级防护：**适用于医务人员在与患者有密切接触的诊疗活动时（如留观室、隔离病区等）。穿戴一次性工作帽、医用防护口罩、医用外科口罩、护目镜/防护面屏、防护服、一次性乳胶手套、工作鞋/鞋套、防水靴套，做好个人防护。

**3. 三级防护：**适用于为患者实施吸痰、气管插管和气管切开等有可能发生喷射或飞溅操作的医务人员。除二级防护外，应加戴全面型呼吸防护器。

## 五、不同防护级别穿脱防护用品流程

### 1. 发热门诊医务人员防护用品穿脱流程

（1）医务人员穿防护用品流程

① 清洁区进入潜在污染区：洗手→戴医用防护口罩→戴一次性工作帽→穿工作服→换工作鞋→进入潜在污染区。手部皮肤破损的戴一次性乳胶手套。

② 潜在污染区进入污染区：手消毒→穿隔离衣→戴一次性乳胶手套→穿鞋套→进入污染区。

（2）医务人员脱防护用品流程

① 从污染区进入潜在污染区：摘手套→手消毒→脱隔离衣→脱鞋套→洗手/手消毒→潜在污染区。

② 从潜在污染区进入清洁区：洗手/手消毒→脱工作服→摘一次性工作帽→摘医用防护口罩→脱工作鞋→洗手和手消毒后，进入清洁区。

### 2. 二级防护的医务人员防护用品穿脱流程

（1）医务人员穿防护用品流程

① 清洁区进入潜在污染区：洗手/手消毒→戴医用防护口罩→戴一次性工作帽→穿工作服→戴一次性乳胶手套→穿工作鞋/鞋套→进入潜在污染区。

② 潜在污染区进入污染区：手消毒→穿防护服→加戴一次性工作帽→加戴医用外科口罩→戴护目镜/防护面屏→戴一次性乳胶手套→穿防水靴套→进入污染区。

（2）医务人员脱防护用品流程

① 从污染区进入潜在污染区：摘外层手套→手套外消毒→摘护目镜/防护面屏→摘外层医用外科口罩→摘外层一次性工作帽→脱防护服→脱防水靴套→手套外消毒，进入潜在污染区。

② 从潜在污染区进入清洁区：摘里层手套→洗手/手消毒→脱工作服→摘一次性工作帽→摘医用防护口罩→脱工作鞋/鞋套→洗手和手消毒，进入清洁区。

③ 离开清洁区前，应进行个人卫生处置，包括：沐浴更衣，口腔、鼻腔和外耳道的清洁。

**3. 三级防护的医务人员防护用品穿脱流程：**在二级防护的基础上，加戴全面型呼吸防护器。

# 第四节 患者的管理

## 一、患者的管理

### 1. 普通门急诊患者

（1）落实门急诊预检分诊制度，做好患者分流。引导有发热或呼吸道症状的患者到发热门诊或感染性疾病门诊就诊。

（2）应积极开展对患者及其陪同人员的教育，使其了解新型冠状病毒的防护知识，指导其正确洗手、咳嗽礼仪、医学观察和居家隔离等。

2. 发热门诊患者

（1）给就诊患者及陪同人员发放医用外科口罩，指导其正确佩戴。

（2）应积极开展对患者及陪同人员的教育，使其了解新型冠状病毒的防护知识，指导其正确洗手、咳嗽礼仪、医学观察和居家隔离等。

（3）嘱咐患者在指定地点候诊，不要随意走动；如需进行其他检查，由专人按指定路线引导前往。

（4）新冠肺炎疑似患者和确诊患者应按指定路线由专人引导进入留观室和隔离病区。

3. 住院患者

（1）疑似患者和确诊患者应分开安置：疑似患者单间隔离；经病原学确诊的患者可以同室安置，每间病室不应超过4人，床间距应≥1.2m。

（2）患者进入病区前应更换病号服，个人物品及换下的衣服集中消毒处理后存放于指定地点，由医院统一保管。

（3）病情容许时，应戴医用外科口罩，定期更换。

（4）限制患者的活动范围：患者住院期间严禁外出；疑似患者之间严禁互相接触。

（5）应尽量减少转运。

（6）患者一切诊疗活动应在病区内完成。如必须外出检查，应选择人流较少的时间段，在专人引导下按指定路线至相应科室。

（7）严禁探视制度，不设陪护，不得探视；若患者病情危重等特殊情况必须探视的，应按规定时间、指定路线，做好个人防护后进入。

（8）患者出院、转院时应进行沐浴更衣后方可离开医院。

（9）患者死亡后，参照本节“三、患者死亡后处理”进行处置。

（10）患者住院期间使用的个人物品应参照第二章第三节进行处理。

## 二、患者院内检查

1. 潜在污染区的工作人员负责接收检查信息，核对后联系检查科室，做好准备。

2. 污染区的工作人员加穿一次性隔离衣、加戴乳胶手套，按照指定路线，引导患者进行检查，检查完毕后，按指定路线返回病房。

新冠肺炎患者院内检查流程（参考）见图 3-5。

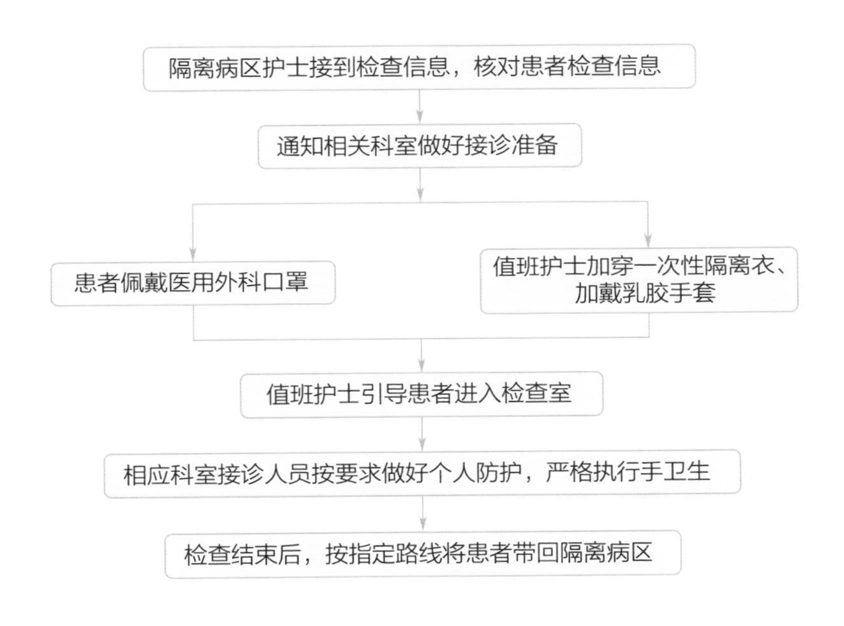


图 3-5 新冠肺炎患者院内检查流程（参考）

## 三、患者死亡后处理

1. 处理原则

（1）应遵循以人为本、依法规范、及时稳妥、就近火化、疑似从有的原则。

（2）落实责任分工制，医疗机构负责及时开具死亡医学证明，通知殡仪馆接运遗体，做好遗体消毒、密封等卫生防疫处理工作。

### 2. 处理流程

（1）疑似或确诊患者死亡后，要尽量减少尸体移动和搬运；应由经培训的工作人员在严密防护下及时进行处理。

（2）医务人员穿戴工作服、一次性工作帽、一次性手套和长袖加厚橡胶手套、防护服、KN95/N95及以上颗粒物防护口罩或医用防护口罩或动力送风过滤式呼吸器、防护面屏、工作鞋或胶靴、防水靴套、防水围裙或防水隔离衣等，做好个人防护。

（3）用3000～5000mg/L含氯消毒剂纱布或0.5％过氧乙酸棉球或纱布填塞患者口、鼻、耳、肛门、气管切开处等所有开放通道或创口；用浸泡过上述消毒液的双层布单严密包裹尸体，装入双层尸体袋中密封。

（4）联系指定的殡仪馆，填写《新型冠状病毒肺炎死亡患者遗体交接单》，由殡仪馆派专人专车按指定路线运送尸体，进行火化。

（5）参照第二章第三节进行病房的终末处理。

疑似或确诊患者死亡后处理流程（参考）见图3-6。

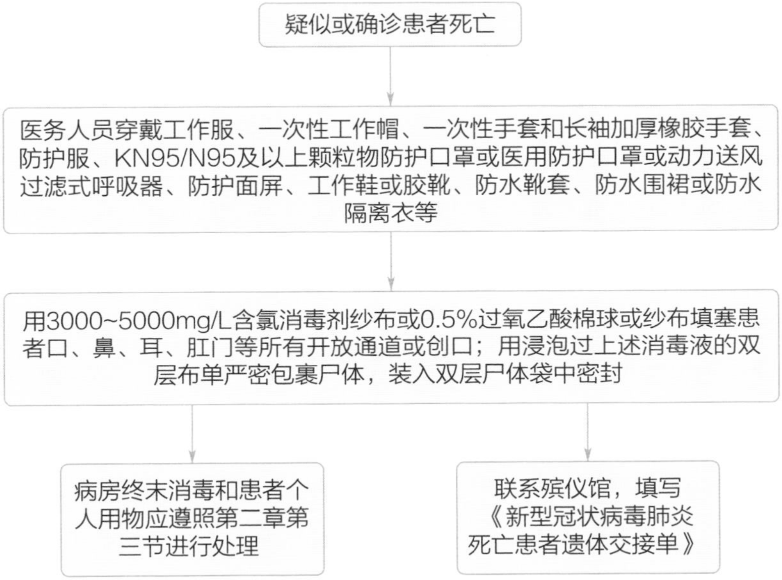

疑似或确诊患者死亡

↓

医务人员穿戴工作服、一次性工作帽、一次性手套和长袖加厚橡胶手套、防护服、KN95/N95及以上颗粒物防护口罩或医用防护口罩或动力送风过滤式呼吸器、防护面屏、工作鞋或胶靴、防水靴套、防水围裙或防水隔离衣等

↓

用3000~5000mg/L含氯消毒剂纱布或0.5%过氧乙酸棉球或纱布填塞患者口、鼻、耳、肛门等所有开放通道或创口；用浸泡过上述消毒液的双层布单严密包裹尸体，装入双层尸体袋中密封

↓

病房终末消毒和患者个人用物应遵照第二章第三节进行处理

联系殡仪馆，填写《新型冠状病毒肺炎死亡患者遗体交接单》

图 3-6　疑似或确诊患者死亡后处理流程（参考）

# 第四章

# 医疗废物管理

在整个疫情防控工作中，医疗废物的安全处置是不可或缺的重要环节，也被称为最后一道防线。目前，确保医疗废物安全处置也成为各地疫情防控工作中的难点。为坚决打赢疫情防控阻击战，根据疫情防控和医疗废物处置需要，特制定以下内容。

## 一、基本原则

1. 医疗机构应高度重视新冠肺炎患者的医疗废物管理，明确医疗机构医疗废物管理的主体责任，落实职责分工。

2. 医疗机构应针对单位的实际情况制定医疗废物管理制度、措施及流程。

3. 应加强医疗废物处置相关人员的培训督导。

4. 医疗机构在诊疗新冠肺炎患者及疑似患者时，自发热门诊、隔离病区产生的废弃物，包括医疗废物和生活垃圾，均应按感染性废物处置，采用双层黄色医疗废物袋进行分类收集。

5. 医疗废物包装袋、容器、转运车应符合《医疗废物专用包装袋、容器和警示标志标准》的相关要求。

## 二、医疗废物处置

### 1. 分类收集

（1）盛装医疗废物前，应当进行认真检查，确保其无破损、无渗漏。

（2）医疗废物达到包装袋3/4容量时，应采用鹅颈结式双层分层封扎，严禁挤压，确保封口严密。

（3）损伤性医疗废物必须装入利器盒，密闭后外套黄色医疗废物袋，避免造成包装物破损。

（4）每个包装袋、利器盒应当系有或粘贴中文标签，并在特别说明中标注“新冠肺炎”或者简写为“新冠”。

（5）离开污染区前或医疗废物包装袋外表面被感染性废物污染时，应当对包装袋表面使用1000mg/L含氯消毒剂喷洒消毒或在其外面加套一层医疗废物袋，并重新粘贴标签。

（6）医疗废物中含病原体的标本和相关保存液等高危险废物，应当在产生地点进行压力蒸汽灭菌或者化学消毒处置（参照HJ/T 228—2005《医疗废物化学消毒集中处理工程技术规范（试行）》），然后按照感染性废物收集处理。

2. 院内转运

（1）专人专车按指定路线运送，转运车应注明“新冠”。

（2）在运送医疗废物前，应当检查包装袋的完整性以及标识、标签、封口是否符合要求。

（3）转运途中应避免医疗废物泄漏和扩散，如发生泄漏或扩散，参照第七章第二节处理。

（4）运送结束后，使用1000mg/L含氯消毒剂对运送工具进行清洁和消毒，遇污染时，应及时消毒处理。

3. 暂时贮存

（1）有条件的医疗卫生机构可对新冠肺炎防治过程产生的感染性废物的暂存处实行专场存放、专人管理，不与其他医疗废物混放、混装。

（2）医疗废物在暂存处暂存时间不超过 24h，暂存处产生的冲洗液应排入医疗卫生机构内的医疗废水消毒、处理系统处理。

（3）医疗废物暂存处地面、墙面使用 1000mg/L 含氯消毒剂进行喷洒消毒，每天 2 次。

4. 交接登记

（1）严格院内交接登记，有条件的情况下，建议采用电子交接登记，登记资料包括日期、科室、医疗废物种类、重量或者数量、交接时间、交接双方签名等，登记资料保存 3 年。

（2）严格执行危险废物转移联单管理，对医疗废物进行登记。登记内容包括医疗废物的来源、种类、重量或者数量、交接时间、最终去向以及经办人签名，登记资料保存 3 年。

**5. 个人防护：**转运及暂存处人员应按要求穿戴好防护用品，包括防护口罩、一次性工作帽、工作服、防渗围裙、防护服、乳胶手套、橡胶手套、袖套、护目镜、长筒胶鞋。

新冠肺炎医疗废物处置流程见图 4-1。

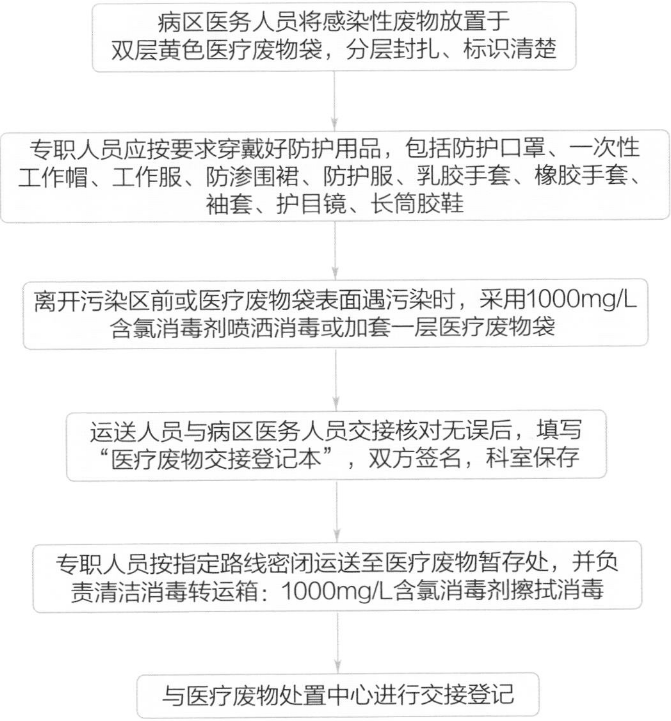

病区医务人员将感染性废物放置于
双层黄色医疗废物袋，分层封扎、标识清楚

↓

专职人员应按要求穿戴好防护用品，包括防护口罩、一次性
工作帽、工作服、防渗围裙、防护服、乳胶手套、橡胶手套、
袖套、护目镜、长筒胶鞋

↓

离开污染区前或医疗废物袋表面遇污染时，采用1000mg/L
含氯消毒剂喷洒消毒或加套一层医疗废物袋

↓

运送人员与病区医务人员交接核对无误后，填写
“医疗废物交接登记本”，双方签名，科室保存

↓

专职人员按指定路线密闭运送至医疗废物暂存处，并负
责清洁消毒转运箱：1000mg/L含氯消毒剂擦拭消毒

↓

与医疗废物处置中心进行交接登记

图 4-1　新冠肺炎医疗废物处置流程

# 第五章

# 不同部门的新冠肺炎感染防控

新冠肺炎暴发流行给全国带来沉痛教训的同时，也再次提醒我们：医院作为抗击传染病的第一道防线，应加强自身抗感染能力。而加强医院抗感染能力的建设，应根据不同部门的风险级别和专科特点，制定并落实有效的防控措施。

## 第一节　发热门诊

1. 应独立设区，与其他门诊、急诊及病区相隔离，标识明显；设有患者和医务人员专用通道；分设清洁区、潜在污染区、污染区，区域无交叉，各区内应配备合格的手卫生设施。

2. 应具备独立的空调系统及空气消毒设备，空气的流向应从清洁区到污染区，避免空气逆流。

3. 宜设有独立的影像科、检验科、药房、收费处及隔离卫生间等。

4. 病历、检查报告、收费等宜采用电子化管理，减少纸质文书。

5. 进入该区就诊的患者及其家属应佩戴医用外科口罩。

6. 疑似/确诊患者应由医护人员按指定路线护送至留观

室/隔离病区，防止患者走失。

## 第二节　隔离病区

1. 隔离病区分区应明确，设立清洁区、潜在污染区、污染区、医务人员专用通道、患者专用通道；区域无交叉，各出入口有醒目标识。

2. 患者的安置

（1）疑似患者和确诊患者分开隔离，疑似患者应单间隔离。

（2）经病原学确诊的患者可以同室安置（应不超过 4 人），床间距≥1.2m。

3. 在实施标准预防的基础上，采取飞沫隔离与接触隔离措施，必要时采取空气隔离措施。

4. 加强人员管理

（1）加强对医护人员新冠肺炎相关防控知识的培训。

（2）医护人员相对固定，限制无关人员进出隔离病区。

（3）禁止探视，不设陪护。

5. 医务人员应穿戴工作服、一次性工作帽、医用防护口罩、医用外科口罩、护目镜/防护面屏、隔离衣/防护服、一次性乳胶手套、工作鞋/鞋套、防水靴套。

6. 医务人员防护用品穿脱流程：参照第三章第三节。

## 第三节　普通门（急）诊

1. 医务人员应熟知新冠肺炎的诊疗方案及防控技术规范，提高警觉性。

2. 疫情流行期间，应对门（急）诊患者进行体温的测量，应向发热患者发放医用外科口罩并指导佩戴，由专人将患者按指定路线引导至发热门诊。

3. 医务人员应做好个人防护，穿戴医用外科口罩、一次性工作帽、工作服、工作鞋。

4. 预检分诊处应配备无接触式体温枪、手卫生设施与用品、个人防护用品和消毒产品等，以便随时取用。

5. 诊疗环境应加强通风，物体表面及地面使用 1000mg/L 含氯消毒剂进行清洁消毒，每日 4 次。

6. 医务人员接触疑似或确诊患者后，应先进行个人卫生处置，再重新更换防护用品。

7. 做好患者及家属咳嗽礼仪、手卫生及预防交叉感染等知识的宣教。

8. 诊疗过程中产生的废物按医疗废物处置。

新冠肺炎预检分诊流程见图 5-1。

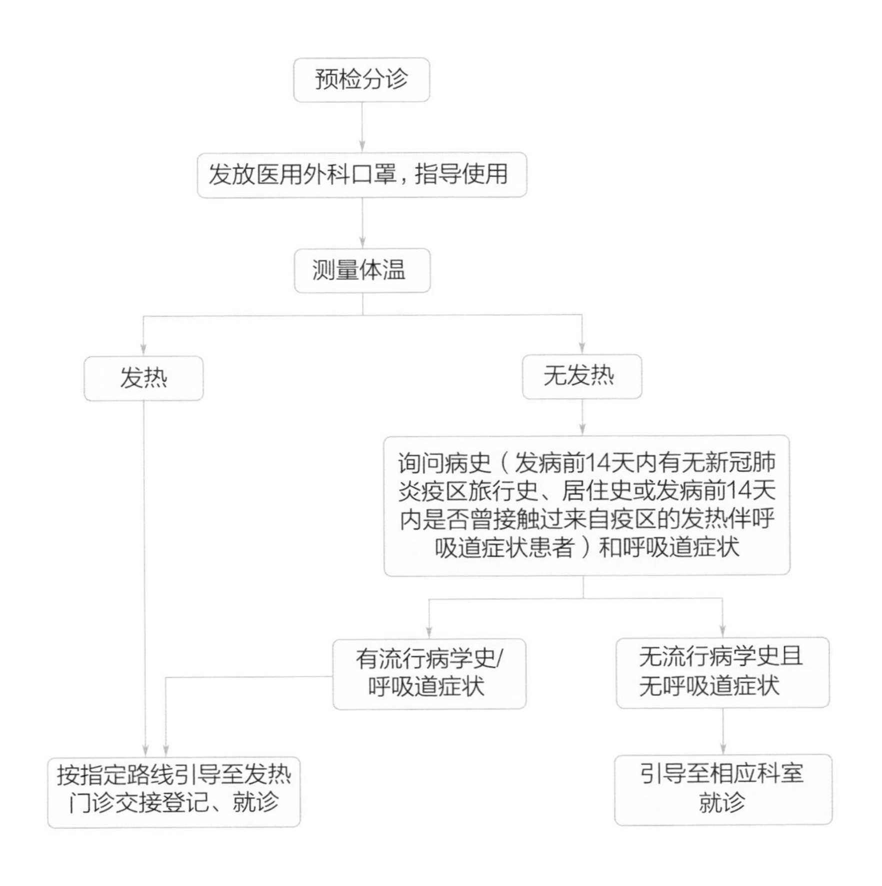


图 5-1 新冠肺炎预检分诊流程

# 第四节　手术室

## 1. 术前

(1) 手术间的准备

① 新冠肺炎疑似或确诊患者尽量不安排手术，如需手术，建议安置于负压手术间；无负压手术间，应安置于具有独立空气净化系统的手术间；无空气净化系统的手术间，应安置于配有空气消毒设备的专用感染手术间，并关闭中央空调。

② 手术间悬挂“新冠肺炎”标识牌。

(2) 物品的准备

① 病房应提前准备好患者所需物品，尽量使用电子病历，减少纸质文书。

② 手术室提前备好手术所需物品，包括一次性诊疗器械、器具、抢救设施设备及药品等。

③ 手术间内不需要的物品一律外移，不能移动的物品用保护套覆盖，尽量减少污染范围。

(3) 人员的准备

① 患者：病情允许的情况下，应佩戴医用外科口罩。

② 医务人员：转运患者的医务人员应按要求穿戴工作服、一次性工作帽、一次性乳胶手套、防护服、医用防护口罩、防护面屏或护目镜、工作鞋或鞋套、防水靴套等。

③ 尽量选择人流量较少的时间段，由专人专车按指定路线转运患者。

2. 术中

（1）尽量使用一次性诊疗器械、器具和物品。

（2）严格限制手术室人数，禁止人员参观。

（3）指派两名巡回护士，一名在手术间内配合手术，一名在手术间外进行必要的传递工作和执行隔离措施。

（4）个人防护：参加手术人员按要求穿戴洗手衣、一次性工作帽、医用防护口罩、一次性医用无菌防护服、一次性医用无菌手套、护目镜/防护面屏、鞋套、防水靴套，外加穿一次性无菌手术衣。如有气管插管等有可能发生喷射或飞溅的操作时，可参照第三章第三节中的三级防护。

（5）严格遵循无菌操作和安全操作原则，避免职业暴露，如发生锐器伤或血液、体液等喷溅，可参照第七章第三节进行处置。

3. 术后

（1）患者应在手术室复苏，减少挪动；手术室医务人员应提前与病区医务人员联系，按指定路线转运患者。

（2）器械的处理：使用后的可复用器械、器具应双层封闭包装并标明“新冠”，由消毒供应中心单独回收处理，按 WS/T

367—2012《医疗机构消毒技术规范》中“朊病毒、气性坏疽和突发不明原因传染病的病原体污染物品”进行处置。

(3) 手术间终末处理

① 空气消毒：空气净化系统自净时间≥30min，应适当延长自净时间；无独立空气净化系统的手术间应使用空气消毒机消毒；无人条件下可选择过氧乙酸、二氧化氯、过氧化氢等消毒剂，采用超低容量喷雾法进行消毒。

② 排风机组清洁消毒：手术结束后，操作人员按要求做好个人防护，先用1000mg/L含氯消毒剂或75%乙醇消毒剂擦拭消毒排（回）风口外表面，再更换高效过滤器，宜选用可安全便捷拆卸的过滤器机组，换下的过滤器按医疗废物处置。

③ 物体表面清洁消毒：手术床、心电监护仪、麻醉机等物体表面使用1000mg/L含氯消毒剂擦拭，作用30min后，清水擦拭；地面使用2000mg/L含氯消毒剂湿拖，作用30min后，清水湿拖。

如发生血液、体液等明显污染时：少量污染物可用一次性吸水材料（如纱布、抹布等）蘸取5000～10000mg/L含氯消毒剂（或能达到高水平消毒的消毒湿巾/干巾）小心移除。大量污染物应使用含吸水成分的消毒粉或漂白粉完全覆盖，或用一次性吸水材料完全覆盖后用足量的5000～10000mg/L含氯消毒剂浇在吸水材料上，作用30min以上（或能达到高水平消毒的消毒干巾），小心清除干净。清除过程中避免接触污染物，清理的污染物按医疗废物集中处置。

④ 患者使用后的手术单、床罩等织物建议按感染性废物处置。

⑤ 病理组织应置于双层黄色医疗废物袋，分层封扎，密闭运送至病理科，交接清楚。

⑥ 产生的所有医疗废物应参照第四章处理。

⑦ 医务人员术后应按流程正确脱去防护用品，离开清洁区前应进行个人卫生处置，包括：沐浴更衣，口腔、鼻腔和外耳道的清洁。

（4）按 GB 15982—2012《医院消毒卫生标准》对物体表面、空气和手等消毒效果进行评价。

## 第五节　检验科

### 1. 环境布局

（1）检验科应自成一区，微生物学检验应与其他检验分区布置；微生物学检验科应设于检验科的尽端。

（2）PCR 实验室分试剂准备区、标本制备区、核酸扩增区、产物分析区，各区均宜设置独立缓冲间。

（3）空气流向：PCR 实验室空气流向必须严格遵循单一方向进行，即只能从试剂准备区→标本制备区→核酸扩增区→产物分析区。

2. 标本处理

（1）标本采集后应由专人尽快密闭送往实验室，如需长途运输，建议采用标本转运箱，并以干冰等制冷方式进行保藏［咽（鼻）拭子采集流程（参考）见图 5-2］。

采样前准备：病毒保存液、病毒专用核酸采样拭子2根
2根拭子同时擦拭双侧咽扁桃体及咽后壁（2根拭子分别插入鼻道内鼻腭处，停留片刻后缓慢转动退出）
采样完成后，右手持拭子，打开保存液试管
将拭子头浸入含3mL病毒保存液的管中
将拭子尾部弃去
盖紧保存液试管，核对患者信息并贴上条码
送检

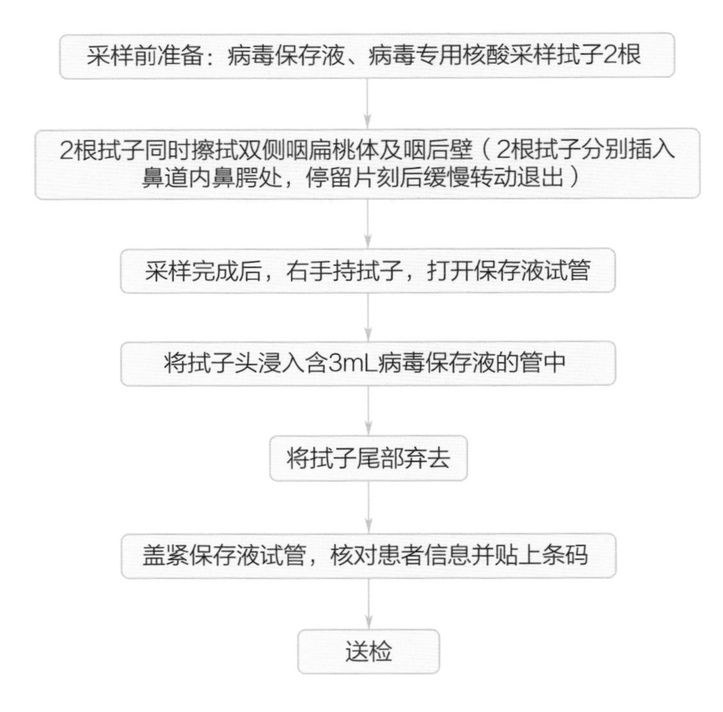

图 5-2　咽（鼻）拭子采集流程（参考）

（2）普通标本与 PCR 标本应分开接收，应设置专用窗口接收疑似/确诊新冠肺炎患者标本，专人负责标本的接收、管理、检测及处置工作。PCR 检测标本建议 56℃ 30min 灭活后检测。

（3）PCR 标本的检测应在生物安全二级实验室生物安全柜内进行，标本离心结束静止 10min 后再打开，并用 75%乙醇喷雾消毒，离心机需放置在指定的通风处。

（4）废弃的标本应经高压蒸汽灭菌无害化处理后按新冠肺炎患者感染性废物处置。

**3. 个人防护：** 建议至少穿戴工作服、一次性工作帽、双层手套、防护服、KN95/N95 及以上颗粒物防护口罩或医用防护口罩、防护面屏或护目镜、工作鞋或胶靴、防水靴套。必要时，可加穿防水围裙或防水隔离衣。

**4. 清洁消毒**

（1）生物安全柜的消毒：每批次标本检测完毕后立即使用 75%乙醇进行擦拭消毒。

（2）仪器设备的清洁消毒：每批次标本检测完毕后应用 1000mg/L 含氯消毒剂彻底擦拭消毒；精密仪器应用 75%乙醇擦拭消毒。

（3）物体表面清洁消毒的顺序应由上而下、由内到外、由轻度污染到重度污染，抹布、拖把标识清楚，分区使用。应使用 1000mg/L 含氯消毒剂擦拭或湿拖，每日至少 2 次，遇污染随时消毒。

**5. 标本泄漏后的处理**

（1）实验室应制定有关含微生物的物品泄漏事故的处理流程。

（2）使用 5000mg/L 含氯消毒剂对污染区域进行覆盖，消毒时间≥30min，并保持实验室空间密闭，避免污染物扩散。

6. 产生的所有废物均应参照第四章处置。

7. 检验科工作人员下班后应按流程正确脱去防护用品，离开清洁区前应进行个人卫生处置，包括：沐浴更衣，口腔、鼻腔和外耳道的清洁。

## 第六节　医学影像科、超声诊断科和心电图室

### 一、基本原则

1. 新冠肺炎患者应设置专用的检查室。

2. 医务人员应根据职业暴露的风险选择相应的防护用品。

3. 疑似患者与确诊患者检查室应分开设置。如使用同一检查室，检查顺序应先疑似患者后确诊患者；疑似患者专用检查室应一人一用一清洁消毒，确诊患者专用检查室应每天清洁消毒 3～4 次。

### 二、消毒隔离

1. **空气消毒：**加强开窗通风。每班至少开窗通风一次，每

次不少于30min。使用符合国家规范要求的空气消毒机，消毒时间与方法遵循厂家使用说明书。

**2. 环境物体表面的清洁与消毒：**检查室内清洁消毒应有序进行，由上而下、由里到外、由轻度污染到重度污染。

**3. 设施设备消毒：**诊疗器械、器具应根据厂家使用说明及材质选择合理的消毒方法。精密设备仪器宜采用一次性保护套或一次性薄膜覆盖器械操作面，遵循一人一用一更换的原则。

（1）医学影像科：诊疗床、桌面、电脑键盘、电脑显示屏等每次使用后应用1000mg/L含氯消毒剂或75%乙醇擦拭消毒，作用30min。遇污染时，先去除污染物再使用2000mg/L含氯消毒剂擦拭消毒。

（2）心电图室：胸电极、肢电极一人一用一清洁消毒，使用75%乙醇棉球对各导联进行擦拭消毒；诊疗床、桌面、键盘、显示屏幕等每次使用后应用1000mg/L含氯消毒剂或75%乙醇擦拭消毒，作用30min，遇污染时，先去除污染物再使用2000mg/L含氯消毒剂擦拭消毒。

（3）超声诊断科：B超探头一人一用一清洁消毒，使用75%乙醇棉球对B超探头进行擦拭消毒；诊疗床、桌面、键盘、显示屏幕等每次使用后应用1000mg/L含氯消毒剂或75%乙醇擦拭消毒，作用30min，遇污染时，先去除污染物再使用2000mg/L含氯消毒剂擦拭消毒。

**4. 使用后医疗器械、器具及物品的清洁消毒：**尽量使用一次性医疗用品。重复使用的医疗用品，做到一人一用一清洁、消毒或灭菌。

## 第七节　软式内镜诊疗室

### 1. 检查前

（1）诊疗室的准备

① 尽量不安排新冠肺炎疑似或确诊患者进行内镜检查；如需进行，则应安排专用诊疗室，贴“新冠肺炎”标识牌，建立物理实质屏障，并关闭中央空调。

② 患者由专人按指定路线引导至内镜室。

（2）物品的准备

① 诊疗室应提前备好检查所需的物品，固定“新冠肺炎”患者专用软式内镜。

② 诊疗室内不需要的物品一律外移，不能移动的物品用保护套覆盖，尽量减少污染范围。

（3）个人防护：纤维支气管镜、喉镜的医务人员应参照第三章第三节中的三级防护要求穿戴防护用品；消化内镜医务人员应参照第三章第三节中的二级防护要求穿戴防护用品，必要时加戴全面型呼吸器。

2. 检查时

（1）尽量使用一次性诊疗器械、器具和物品。

（2）指派两名巡回护士，一名护士在诊疗室内配合内镜治疗，一名在诊疗室外进行必要的传递工作和执行隔离措施。

（3）尽量避免反复插管；内镜拔出时应用纱布遮挡，减少气溶胶的产生；及时清理患者的痰液、胃液等分泌物。

（4）严格遵循无菌操作和安全操作原则，避免职业暴露，如发生锐器伤或血液、体液等喷溅，应参照第七章第三节进行处置。

3. 检查后

（1）内镜附件：应使用一次性内镜专用刷，一用一废弃；全管道灌流器用1000mg/L含氯消毒剂浸泡30min，晾干备用；活检钳等复用医疗器械双层封闭包装并标明“新冠”，由消毒供应中心单独回收处理，按WS/T 367—2012《医疗机构消毒技术规范》中“朊病毒、气性坏疽和突发不明原因传染病的病原体污染物品”处置。

（2）内镜：严格按照WS 507—2016《软式内镜清洗消毒技术规范》清洗消毒后，双层封闭包装并标明“新冠”，由消毒供应中心单独回收处理，采用环氧乙烷或过氧化氢低温灭菌。

（3）清洗槽、转运容器：专槽、专车处理，清洗消毒结束后，使用1000mg/L含氯消毒剂擦拭消毒。

（4）诊疗室的终末消毒

① 空气消毒：参照第二章第一节。

② 物体表面清洁消毒：器械车、设备、操作台、麻醉机等使用1000mg/L含氯消毒剂擦拭，作用30min后，清水擦拭；地面使用2000mg/L含氯消毒剂湿拖，作用30min后，清水湿拖。

如发生血液、体液等明显污染时：少量污染物可用一次性吸水材料（如纱布、抹布等）蘸取5000～10000mg/L含氯消毒剂（或能达到高水平消毒的消毒湿巾/干巾）小心移除。大量污染物应使用含吸水成分的消毒粉或漂白粉完全覆盖，或用一次性吸水材料完全覆盖后用足量的5000～10000mg/L含氯消毒剂浇在吸水材料上，作用30min以上（或能达到高水平消毒的消毒干巾），小心清除干净。清除过程中避免接触污染物，清理的污染物按医疗废物集中处置。

③ 产生的所有医疗废物参照第四章处置。

④ 工作人员下班后应按流程正确脱去防护用品，离开清洁区前应进行个人卫生处置，包括：沐浴更衣，口腔、鼻腔和外耳道的清洁。

## 第八节　产房

### 1. 分娩前

（1）产房的准备

① 建议将新冠肺炎疑似或确诊孕妇安置在负压产房；如

无负压产房，则应设立专用隔离产房，并悬挂“新冠肺炎”标识牌；应采取隔离待产、隔离分娩。

② 如专用隔离产房内无独立的空气净化系统，应关闭中央空调，配备空气消毒机，消毒方法应遵循产品使用说明书。

（2）物品的准备

① 病区应提前准备好孕妇所需物品，尽量使用电子病历，减少纸质文书。

② 产房提前备好分娩所需物品，包括一次性诊疗器械、器具、抢救设施设备及药品等。

③ 产房内不需要的物品一律外移，不能移动的物品用保护套覆盖，尽量减少污染范围。

（3）人员的准备

① 孕妇：病情允许的情况下，孕妇应佩戴好医用外科口罩。

② 医务人员：转运孕妇的医务人员应按要求穿戴工作服、一次性工作帽、一次性乳胶手套、防护服、医用防护口罩、防护面屏或护目镜、工作鞋或鞋套、防水靴套等。

③ 尽量选择人流量较少的时间段，由专人专车按指定路线转运孕妇。

### 2. 分娩中

（1）尽量使用一次性诊疗器械、器具和物品。

（2）严格限制产房人数，禁止陪产和人员参观。

（3）指派两名助产士，一名在产房内配合手术，一名在产房外进行必要的传递工作和执行隔离措施。

（4）个人防护：参加生产手术的人员按要求穿戴洗手衣、一次性工作帽、医用防护口罩、一次性医用无菌防护服、一次性医用无菌手套、护目镜/防护面屏、鞋套、防水靴套，外加穿一次性无菌手术衣。必要时加戴全面型呼吸器。

（5）严格遵循无菌操作和安全操作原则，避免职业暴露，如发生锐器伤或血液、体液等喷溅，应参照第七章第三节进行处置。

3. 分娩后

（1）分娩后产妇应在产房观察2h，减少挪动；产房工作人员提前与妇产科病区医务人员联系，按指定路线转运产妇。

（2）婴儿离开产房前应加裹一层清洁包被，由专人专车按指定路线护送至新生儿隔离病室，与新生儿室工作人员做好交接；待排除新型冠状病毒感染后方可解除隔离。

（3）器械的处理：使用后的可复用器械、器具应双层封闭包装并标明“新冠”，由消毒供应中心单独回收处理，按WS/T 367—2012《医疗机构消毒技术规范》中“朊病毒、气性坏疽和突发不明原因传染病的病原体污染物品”处置。

（4）产房终末处理

① 空气消毒：空气净化系统自净时间≥30min，应适当延长自净时间；无空气净化系统的产房应使用空气消毒机消毒；无人条件下可选择过氧乙酸、二氧化氯、过氧化氢等消毒剂，

采用超低容量喷雾法进行消毒。

② 排风机组清洁消毒：手术结束后，操作人员按要求做好个人防护，先用1000mg/L含氯消毒剂或75%乙醇消毒剂擦拭消毒排（回）风口外表面，再更换高效过滤器，宜选用可安全便捷拆卸的过滤器机组，换下的过滤器按医疗废物处置。

③ 物体表面清洁消毒：物体表面用1000mg/L含氯消毒剂擦拭，作用30min后，清水擦拭；地面使用2000mg/L含氯消毒剂湿拖，作用30min后，清水湿拖。

如发生血液、体液等明显污染时：少量污染物可用一次性吸水材料（如纱布、抹布等）蘸取5000～10000mg/L含氯消毒剂（或能达到高水平消毒的消毒湿巾/干巾）小心移除。大量污染物应使用含吸水成分的消毒粉或漂白粉完全覆盖，或用一次性吸水材料完全覆盖后用足量的5000～10000mg/L含氯消毒剂浇在吸水材料上，作用30min以上（或能达到高水平消毒的消毒干巾），小心清除干净。清除过程中避免接触污染物，清理的污染物按医疗废物集中处置。

④ 孕妇使用后的手术单、床罩等织物建议按感染性废物处置。

⑤ 胎盘应置于双层黄色医疗废物袋，分层封扎，按病理性废物处置，粘贴“新冠”医疗废物标识。

⑥ 产生的医疗废物应参照第四章处置。

⑦ 医务人员术后应按流程正确脱去防护用品，离开清洁

区前应进行个人卫生处置，包括：沐浴更衣，口腔、鼻腔和外耳道的清洁。

（5）按GB 15982—2012《医院消毒卫生标准》对物体表面、空气和手等消毒效果进行评价。

## 第九节　消毒供应中心

### 一、预处理

1. 应尽量使用一次性诊疗器械、器具和物品。

2. 预处理方法

（1）应根据厂家说明书及材质选择合适的消毒剂。

（2）普通器械宜使用1000～2000mg/L含氯消毒剂浸泡消毒30min以上；精密器械宜使用75%乙醇浸泡消毒30min以上。

3. 使用后的可复用器械、器具应就地先进行规范的预处理后，再使用双层防渗漏收集袋分层封扎，粘贴“新冠”标签。

### 二、回收

1. 回收人员携带专用密闭容器或车按指定路线在指定地

点（隔离区域外）进行物品交接，将密闭包装好的器械物品放入专用密闭容器或车后，更换外层手套并按指定路线返回消毒供应中心。运送工具固定使用，专区存放，用后及时清洁消毒。

2. 消毒供应中心去污区应设置新冠肺炎物品处置专区，固定专用的手工清洗池或浸泡清洁消毒用具。

3. 到达去污区处置专区，使用1000mg/L含氯消毒剂对回收容器和防渗漏收集袋表面进行喷雾消毒处理。

4. 回收及处理新冠肺炎物品的工作人员应相对固定，严格做好个人防护，禁止穿着个人防护用品离开处置专区。

5. 回收人员应穿戴工作服、一次性工作帽、医用外科口罩/医用防护口罩、护目镜/防护面屏、防渗透隔离衣、工作鞋、双层乳胶手套。

## 三、清洗消毒

1. 处置专区清洗人员打开防渗漏收集袋，取出器械物品，在专用手工清洗池或清洗消毒器中按照清洗—消毒—干燥—灭菌等常规流程进行处理。

2. 耐湿耐热的诊疗物品首选机械清洗热力消毒、压力蒸汽灭菌，不耐热的物品可选择手工清洗化学消毒、低温灭菌。

3. 处置专区清洗人员应穿戴工作服、一次性工作帽、医用外科口罩/医用防护口罩、护目镜/防护面屏、一次性隔离衣、双层乳胶手套、工作鞋、防水靴套。

## 四、环境与用物的处置

1. 环境物体表面的清洁消毒参照第二章第二节。

2. 专用密闭容器或车可使用大型清洗消毒器进行机械清洗热力消毒，90℃ 5min，AO 值≥3000；或使用 1000mg/L 含氯消毒剂擦拭消毒，作用 30min，再使用流动水冲洗，干燥存放。

3. 清洗池和清洗工具可使用 1000mg/L 含氯消毒剂浸泡或清洗消毒，作用 30min，再用流动水冲洗或清水擦拭，干燥存放；耐湿热清洗工具可选用机械清洗热力消毒处理。

4. 回收和处置专区工作人员应按流程正确脱去防护用品，离开清洁区前应进行个人卫生处置，包括：沐浴更衣，口腔、鼻腔和外耳道的清洁。

## 五、注意事项

1. 去污区有独立新风系统的需保证机组在正常运行状态，关闭回风，并对回风口过滤网进行每日消毒；无机械送风的可开窗通风或每日 2～3 次使用空气消毒机进行空气消毒。

2. 在操作中、操作后、穿脱防护用品过程中，应严格执行手卫生。

新冠肺炎复用物品回收流程见图 5-3。

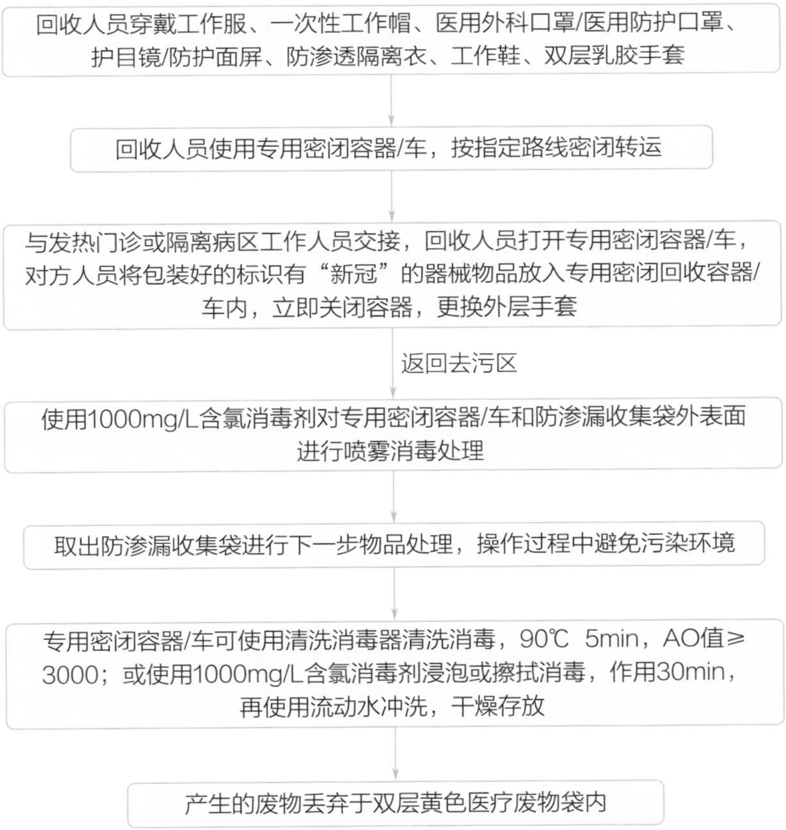

回收人员穿戴工作服、一次性工作帽、医用外科口罩/医用防护口罩、护目镜/防护面屏、防渗透隔离衣、工作鞋、双层乳胶手套

↓

回收人员使用专用密闭容器/车，按指定路线密闭转运

↓

与发热门诊或隔离病区工作人员交接，回收人员打开专用密闭容器/车，对方人员将包装好的标识有“新冠”的器械物品放入专用密闭回收容器/车内，立即关闭容器，更换外层手套

↓ 返回去污区

使用1000mg/L含氯消毒剂对专用密闭容器/车和防渗漏收集袋外表面进行喷雾消毒处理

↓

取出防渗漏收集袋进行下一步物品处理，操作过程中避免污染环境

↓

专用密闭容器/车可使用清洗消毒器清洗消毒，90℃ 5min，AO值≥3000；或使用1000mg/L含氯消毒剂浸泡或擦拭消毒，作用30min，再使用流动水冲洗，干燥存放

↓

产生的废物丢弃于双层黄色医疗废物袋内

图 5-3 新冠肺炎复用物品回收流程

## 第十节　行政办公区

1. 疫情流行期间，建议关闭中央空调。应每周对运行的中央空调通风系统的过滤器、风口、空气处理机组、表冷器、加热（湿）器、冷凝水盘等部件进行清洗、消毒或更换。

2. 人员管理

（1）非工作人员禁止进入行政办公区域。

（2）每日进行体温检测，有发热、呼吸道症状的工作人员建议暂停工作。

（3）工作人员可佩戴医用口罩/医用外科口罩，建议配备工作鞋。

（4）应加强新冠肺炎防控知识的培训，做好个人防护。

（5）合理安排工作，减少进入医疗区域的频次，并应按照各医疗区域要求正确穿戴防护用品。

（6）建议采用视频会议，避免人员的聚集，如需线下会议，参会人员应正确佩戴医用口罩/医用外科口罩。

（7）工作人员应避免在行政办公区域穿工作服，从医疗区域返回应将工作服的清洁面朝外悬挂。

（8）加强手卫生，从医疗区域返回后、戴口罩前、摘口罩后、咳嗽礼仪后、饭前便后应进行手卫生。

（9）下班时宜进行个人卫生处置，包括：沐浴更衣，口腔、鼻腔和外耳道的清洁。

### 3. 物体表面、地面清洁消毒

（1）物体表面使用500mg/L含氯消毒剂进行擦拭；地面使用500mg/L含氯消毒剂进行湿拖，作用30min后，再使用清水擦拭、湿拖。

（2）电脑键盘、鼠标、门把手、水龙头等部位应重点擦拭。

（3）可适当增加物体表面的清洁消毒频次，遇污染随时清洁消毒。

# 第六章

# 医院感染监测

医院感染监测是公共卫生监测的内容之一，通过系统观察一定人群中的医院感染发生和分布及其各种影响因素，对监测资料定期地进行整理分析，并向有关人员反馈，以便采取各种防治对策和措施；同时对其防治效果和效益进行评价，不断改进，以达到控制医院感染的目的。

2019 年 12 月以来，湖北省武汉市发现新冠肺炎病例。随之出现了医疗机构内聚集性病例，包括医务人员的感染。为做好新冠肺炎的院内感染防控，避免医院内的传播和扩散，医疗机构应开展新冠肺炎医院感染监测，做到早发现、早报告、早隔离、早诊断、早治疗。

## 一、监测对象

患者及所有工作人员。

## 二、监测方法

采用前瞻性监测的方法。

**1. 实行体温监测制度：** 所有进入医院的人员均需进行体温测定；工作人员上下班均应测量体温。

2. 建立医院感染报告制度，及时上报医院感染控制部门，并填写《新冠肺炎医院感染病例上报表》。

## 三、监测内容

1. 基本情况：姓名、性别、年龄、住址、联系方式等。

2. 医院感染情况：感染时间、感染危险因素、临床表现、实验室检查、胸部影像学等。

## 四、医院感染的应对方法

### 1. 医院感染病例的管理

（1）发现疑似医院感染病例后，应立即单间隔离，上报医院感染控制部门，并按《新型冠状病毒肺炎防控方案（第四版）》中病例报告的要求向上级卫生部门进行网络直报。

（2）医院感染控制部门应组织呼吸与危重症医学科、感染性疾病科、医学影像科、检验科等科室进行多学科会诊，参照《新型冠状病毒肺炎诊疗方案（试行第六版）》进行诊断和治疗。

### 2. 密切接触者的管理

（1）密切接触者指与疑似病例、确诊病例、轻症病例发病后，无症状感染者检测阳性后，有如下接触情形之一，但未采取有效防护者：诊疗、护理、探视病例的医护人员、家属或其他有类似近距离接触的人员，如到密闭环境中探视患者或停留，同病室的其他患者及其陪护人员。

（2）医疗机构应组织实施密切接触者的医学观察，观察期为 14

天。具体实施过程参照《新型冠状病毒肺炎防控方案（第四版）》。

## 五、统计分析

### 1. 医院感染发病率

$$医院感染发病率=\frac{同期新发医院感染病例数}{观察期间所有监测对象}\times 100\%$$

### 2. 患者医院感染发病率

$$患者医院感染发病率=\frac{同期新发医院感染病例数}{观察期间所有患者数}\times 100\%$$

### 3. 医务人员医院感染发病率

$$医务人员感染发病率=\frac{同期新发医院感染病例数}{观察期间所有监测医务人员数}\times 100\%$$

## 六、总结反馈

整理医院感染监测资料，对资料进行总结分析，找出传染源，发现医院感染防控的薄弱环节，切断传播途径，并向临床科室反馈监测结果和分析建议。

## [附] 新冠肺炎医院感染病例上报表

问卷编号：________________　　身份证号：________________

### 基本信息

1.姓名：____________________

2.性别：□男　　　□女

3.出生日期：____年____月____日

4.现住址：____省____市____县（区）____乡（街道）____村（小区）

5.联系电话：____________________

### 临床表现与实验室检查

6.感染日期：____年____月____日

7.症状和体征：□发热：最高温度____℃　□寒战　□干咳　□咳痰

□鼻塞　□流涕　□咽痛　□头痛　□乏力　□肌肉酸痛　□关节酸痛

□气促　□呼吸困难　□胸闷　□胸痛　□结膜充血　□恶心　□呕吐

□腹泻　□腹痛　□其他__________

8.有无并发症：□有　　□无

如有，请选择（可多选）：□脑膜炎　□脑炎　□菌血症/脓毒症

□心肌炎　□急性肺损伤/ARDS　□急性肾损伤　□癫痫

□继发细菌性肺炎　□其他__________

9.血常规检查是否检测：□否　　□是

若是，检测时间：____年____月____日（填写首次检测时间）

检测结果：白细胞数____$\times 10^9$/L；淋巴细胞数____$\times 10^9$/L

淋巴细胞百分比____%；中性粒细胞百分比____%

10.胸部X线检测是否有肺炎影像学特征：□未检测　□无　□有

如有，检测时间：____年____月____日

11. 胸部 CT 检测是否有肺炎影像学特征：□未检测 □无 □有

如有，检测时间：____年____月____日

12. 标本采集与新型冠状病毒核酸检测情况：□无 □有

如有，检测时间：____年____月____日；______________________

（写明标本类型和结果）

**危险因素**

13. 职业：________ 岗位性质：________（医务人员填写）

14. 是否存在疑似/确诊病例接触史：

□否 □是，____天前接触

15.（医务人员）是否发生以下职业暴露：

□锐器伤 □诊疗过程中发生体液等喷溅

□防护用品破损 □医疗工作中口罩脱落

□未正确穿戴防护用品 □其他

16. 感染者是否为孕妇：□是 □否

17. 既往病史（可多选）：□无 □高血压 □糖尿病 □心脑血管疾病

□肺部疾病（如哮喘、肺心病、肺纤维化、硅沉着病等）

□慢性肾病 □慢性肝病 □免疫缺陷类疾病 □其他__________

18. 现病史（可多选）：□无 □高血压 □糖尿病 □心脑血管疾病

□肺部疾病（如哮喘、肺心病、肺纤维化、硅沉着病等）

□慢性肾病 □慢性肝病 □免疫缺陷类疾病 □其他__________

上报时间：____年____月____日

# 第七章

# 应急预案

20世纪70年代，英国率先在国家层面提出应急预案的概念后，预案研究日益受到各国的重视。2003年“非典”以后，国内的应急预案逐步建立体系，主要包括预防准备、监测预警、处置救援和恢复重建等几大流程。应急预案是危机管理的核心环节，因此，制定完善的预案体系，可迅速、有效应对新型冠状病毒肺炎院内聚集性暴发。

## 第一节　新冠肺炎医院感染事件应急处置预案

为预防和控制新冠肺炎医院感染事件，保障患者和医务人员的安全，医疗机构应根据《中华人民共和国传染病防治法》、《突发公共卫生事件应急条例》、卫生部《医院感染管理办法》、国卫办疾控函〔2020〕109号《新型冠状病毒肺炎防控方案（第四版）》等法律、法规，结合医院实际，制定应急预案。

### 一、建立组织体系，明确职责

#### 1. 医院感染应急处置领导小组

职责：决定医院感染应急处置方案，指挥、协调、组织各相关科室和部门，保障人力、物力、财力支持，确保各项防控措施的落实。

2. 医院感染救治专家小组（医疗救治系统）

职责：负责医院感染病例的诊断、救治，患者转诊和运送途中的医疗监护；对高危人群进行筛检，确定医学观察人员；对进一步加强应急救治提出建议。

3. 医院感染控制小组（监测预警系统、医院感染控制督导系统）

职责：开展医院感染病例的流行病学调查，确定感染病例的分布情况；制定防控措施并督导落实；指导医务人员个人防护；收集现场信息，对事件进行分析、评估、总结，制定防范措施。

## 二、应急处置步骤

1. 预警：出现 1 例及以上新冠肺炎医院感染病例时，由医院感染应急处置领导小组及时发布预警，立即启动应急预案；相关部门联系疾控中心协助进行流行病学调查。

2. 流行病学调查

（1）初步了解现场基本信息，包括发病地点、感染患者数、感染患者人群特征、感染时间、可疑传染源、可疑传播方式或途径、感染的严重程度等，做好调查人员及物资准备。

（2）分析医院感染病例的发病特点，结合病例的临床症状、体征及实验室检查，核实病例诊断，开展预调查，明确传染源和传播方式。

（3）确定调查范围，开展病例搜索，进行个案调查。具体方法如下：

① 确定调查范围，内容包括：时间、地点、人群分布特征，流行病学史，临床表现和（或）实验室检查结果等。

② 通过查阅病历资料、实验室检查结果等各种信息化监测资料以及临床访谈、报告等进行病例搜索。

③ 开展病例个案调查，获得病例的发病经过、诊治过程等详细信息；填写《新冠肺炎医院感染病例上报表》。

（4）综合分析临床、实验室及流行病学特征，结合类似医院感染发病的相关知识与经验，可采取分析流行病学（如病例对照研究）和分子流行病学研究方法，查找传染源及传播途径。

### 3. 报告

（1）医院感染的报告：当出现医院感染病例时，本科室医院感染控制小组负责人应立即报告医院感染控制部门。

（2）经调查证实发生医院感染病例，应当按照新冠肺炎上报要求进行报告。

### 4. 感染控制和预防措施

（1）积极救治感染患者，对其他可能的感染患者要做到早发现、早报告、早隔离、早诊断、早治疗，做好消毒隔离工作。

（2）对与感染患者密切接触的其他患者、医院工作人员、陪护、探视人员等进行医学观察 14 天。

（3）应按照《新型冠状病毒肺炎防控方案（第四版）》实施防控措施。

### 5. 评价控制措施的效果

（1）1 周内不继续发生医院感染病例，说明已采取的控制措施有效。

（2）若医院感染病例持续发生，应分析控制措施无效的原因，评估可能导致感染的其他危险因素，并调整控制措施。

## 三、医院感染应急响应与终止

### 1. 医院感染应急响应

（1）核实医院感染流行及发展趋势，并立即报告医院感染应急处置领导小组。

（2）医院感染应急处置领导小组组织医院感染救治专家小组、医院感染控制小组成员召开会议，研究并制定医院感染控制、医院感染患者的救治等方案。

（3）积极进行流行病学调查，查找传染源、传播途径及感染因素；同时采取医院感染控制措施，防止传染源传播和感染范围的扩大。

（4）密切关注医院感染发展趋势。调查每日新发病例，观察密切接触者，评估医院感染控制措施的效果，进行总结并向相关上级汇报。

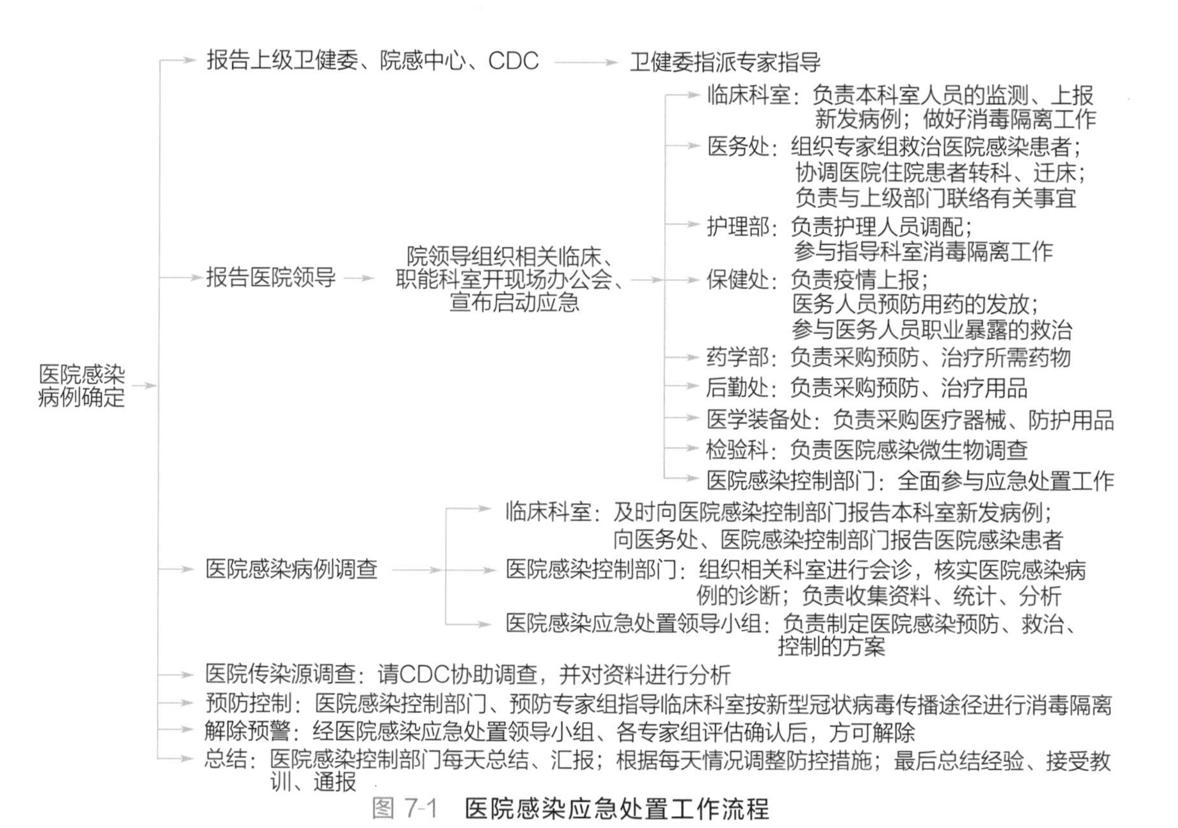


图 7-1　医院感染应急处置工作流程

（5）解除响应，总结经验。

2. 医院感染应急响应终止条件

（1）医院感染事件的隐患或相关危险因素被消除。

（2）最后一例医院感染病例发生后，经过最长潜伏期无新的病例出现。

## 四、事件评估、总结

根据《医院感染暴发报告及处置管理规范》进行总结与报告。

## 五、医院感染应急处置工作流程

医院感染应急处置工作流程见图 7-1。

# 第二节 突发新型冠状病毒医疗废物意外事故应急处置预案

## 一、建立医疗废物意外事故应急组织体系

1. 应急处置领导小组

职责：决定医疗废物意外事故应急处置方案，负责对事故

处理的组织、指挥和协调工作。

2. 成立事故现场调查组、安全保卫组、医疗救护组、现场处理组、后勤保障组。

## 二、医疗废物流失、泄漏、扩散等意外事故报告程序

1. 工作人员发现医疗废物流失、泄漏、扩散时应立即上报总务处或医院感染控制部门。

2. 总务处、医院感染控制部门接到报告后，立即向医疗废物意外事故应急处置领导小组报告，同时对污染现场进行封锁。

3. 应急处置领导小组立即通报事故现场调查组、医疗救护组、安全保卫组、现场处理组、后勤保障组组长，同时启动本预案。

4. 发生医疗废物流失、泄露、扩散的意外事故时，医院应立即向上级卫生行政部门和上级环保局报告。

## 三、医疗废物流失、泄漏、扩散等意外事故预防及紧急处理措施

1. 严格按照新冠肺炎医疗废物处置相关要求，预防医疗废物流失、泄漏、扩散。

2. 事故现场调查组确定流失、泄漏、扩散的医疗废物的类别、数量、发生时间、影响范围及严重程度。

3. 如有人员伤亡，医疗救护组应及时对伤员进行急救。如出现死亡，参照第三章第四节。

4. 安全保卫组做好现场秩序维护，避免非工作人员进入污染的区域。

5. 现场处理组应立即划定污染区域，进行封锁，以防污染扩大，并采取适当的安全处置措施，对泄漏及受污染的区域、物品进行清洁消毒或者其他无害化处理。

6. 对污染区域进行消毒处理时，应当尽可能减少对患者、医务人员、其他现场人员及环境的影响。消毒工作从污染最轻区域向污染最严重区域进行，对所有使用过的工具也应当进行消毒。

7. 工作人员应当做好个人防护后进行工作。

8. 当工作人员发生职业暴露时，医疗救护组应根据损伤程度进行评估，采取相应的预防治疗措施。

## 四、总结汇报

处理工作结束后，领导小组应对事件的调查处理结果进行分析总结，将调查结果向全院通报，并制定有效的防范措施，预防类似事件发生，同时将调查处理总结向上级卫生行政部门和上级环保局报告。

## 五、责任追究

对造成医疗废物流失、泄漏、扩散等意外事故的责任人，视情节严重程度进行相应的处罚；构成犯罪的，依法追究刑事责任。

突发新型冠状病毒医疗废物意外事故应急处置流程见图 7-2。

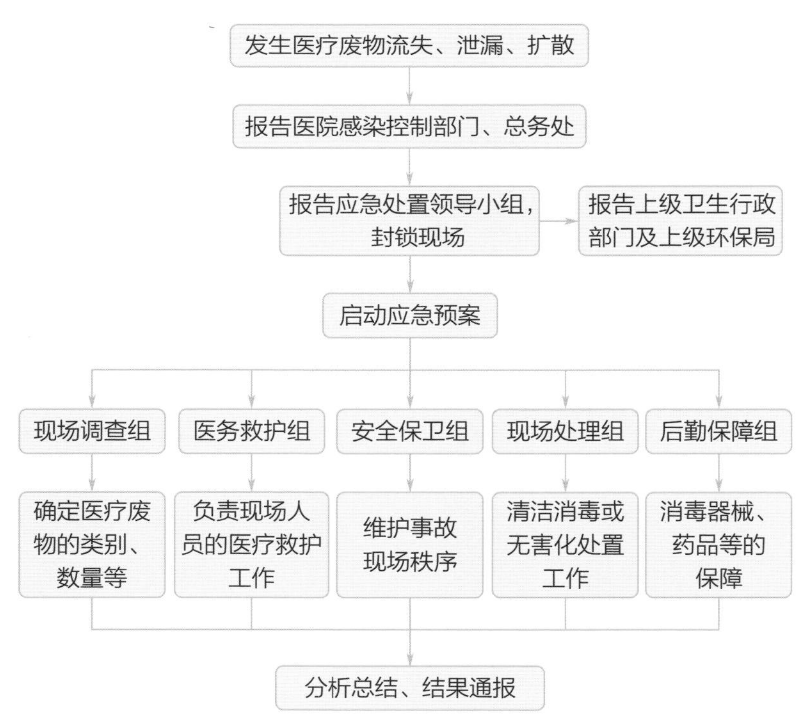


图 7-2 突发新型冠状病毒医疗废物意外事故应急处置流程

## 第三节　职业暴露处置

### 一、职业暴露

**1. 锐器伤：**立即摘除手套，从近心端向远心端轻轻挤压，避免挤压伤口局部，尽可能挤出损伤处的血液，用大量生理盐水冲洗或0.05%碘伏冲洗消毒后，再使用75%乙醇或0.5%聚维酮碘溶液进行消毒，并包扎伤口。可考虑口服抗病毒药物（按《新型冠状病毒肺炎诊疗方案（试行第六版）》推荐药物选择），医学观察14天后，进行新型冠状病毒核酸检测。

**2. 皮肤与黏膜的血液、体液暴露：**皮肤被污染时，应立即清除污染物，再用一次性棉签/棉球蘸取0.5%碘伏或过氧化氢消毒剂擦拭消毒3min以上，使用清水清洗干净；黏膜应用大量生理盐水或0.05%碘伏反复冲洗干净。可考虑口服抗病毒药物（按《新型冠状病毒肺炎诊疗方案（试行第六版）》推荐药物选择），医学观察14天后，进行新型冠状病毒核酸检测。

**3. 口罩的滑脱：**应立即更换手套或脱去外层手套，将口罩扶正；再严格按照规范摘脱防护用品，进行个人卫生处置（沐浴更衣并进行口腔、鼻腔及外耳道的清洁）。可考虑口服抗病毒药物（按《新型冠状病毒肺炎诊疗方案（试行第六版）》推荐药物选择），医学观察14天后，进行新型冠状病毒核酸检测。

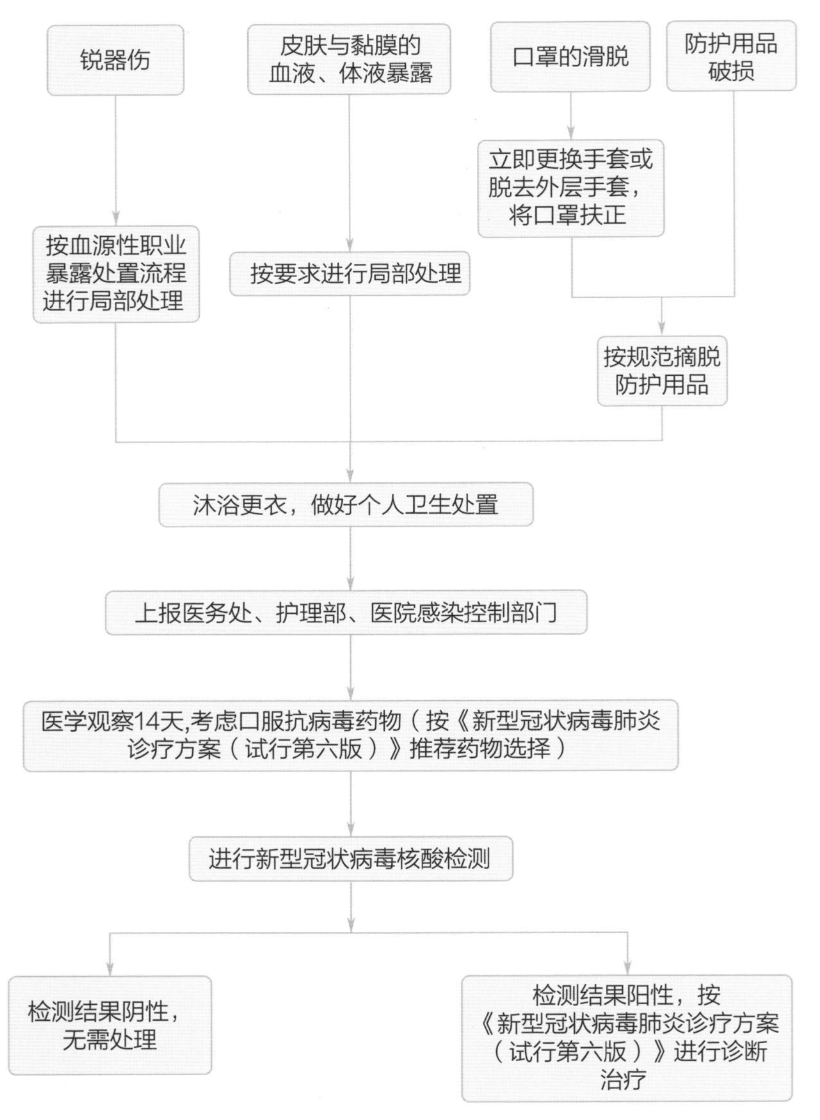


图 7-3 **职业暴露处置流程**

**4. 防护用品破损：**立即离开污染区，严格按照规范摘脱防护用品，进行个人卫生处置（沐浴更衣并进行口腔、鼻腔及外耳道的清洁）；根据暴露情况评估是否需要医学观察。

**5. 晕厥：**同区域内的医护人员协助晕厥者尽快离开污染区，陪同医护人员先脱去外层手套，卫生手消毒后脱去晕厥者防护用品，立即救治；晕厥者清醒后进行个人卫生处置；根据暴露情况评估是否需要医学观察。

## 二、职业暴露处置

职业暴露处置流程见图 7-3。

# 附录1 医疗机构内新型冠状病毒感染预防与控制技术指南（第一版）

为进一步做好新型冠状病毒感染预防与控制工作，有效降低新型冠状病毒在医疗机构内的传播风险，规范医务人员行为，特制定本技术指南。

## 一、基本要求

**（一）制定应急预案和工作流程。**医疗机构应当严格落实《关于进一步加强医疗机构感染预防与控制工作的通知》（国卫办医函〔2019〕480号），根据新型冠状病毒的病原学特点，结合传染源、传播途径、易感人群和诊疗条件等，建立预警机制，制定应急预案和工作流程。

**（二）开展全员培训。**依据岗位职责确定针对不同人员的培训内容，尤其是对高风险科室如发热门诊、内科门诊、儿科门诊、急诊、ICU和呼吸病房的医务人员要重点培训，使其熟练掌握新型冠状病毒感染的防控知识、方法与技能，做到早发现、早报告、早隔离、早诊断、早治疗、早控制。

**（三）做好医务人员防护。**医疗机构应当规范消毒、隔离和防护工作，储备质量合格、数量充足的防护物资，如消毒产品和医用外科口罩、医用防护口罩、隔离衣、眼罩等防护用品，确保医务人员个人防护到位。在严格落实标准预防的基础上，强化接触传播、飞沫传播和空气传播的感染防控。正确选择和佩戴口罩、手卫生是感染防控的关键措施。

**（四）关注医务人员健康。**医疗机构应当合理调配人力资源和班次安排，避免医务人员过度劳累。提供营养膳食，增强医务人员免疫力。针对岗位特点和风险评估结果，开展主动健康监测，包括体温和呼吸系统症状等。采取多种措施，保障医务人员健康地为患者提供医疗服务。

**（五）加强感染监测。**做好早期预警预报，加强对感染防控工作的监督与指导，发现隐患，及时改进。发现疑似或确诊新型冠状病毒感染的肺炎患者时，应当按照有关要求及时报告，并在 2 小时内上报信息，做好相应处置工作。

**（六）做好清洁消毒管理。**按照《医院空气净化管理规范》，加强诊疗环境的通风，有条件的医疗机构可进行空气消毒，也可配备循环风空气消毒设备。严格执行《医疗机构消毒技术规范》，做好诊疗环境（空气、物体表面、地面等）、医疗器械、患者用物等的清洁消毒，严格患者呼吸道分泌物、排泄物、呕吐物的处理，严格终末消毒。

**（七）加强患者就诊管理。**医疗机构应当做好就诊患者的管理，尽量减少患者的拥挤，以减少医院感染的风险。发现疑似或确诊感染新型冠状病毒的患者时，依法采取隔离或者控制传播措施，并按照规定对患者的陪同人员和其他密切接触人员采取医学观察及其他必要的预防措施。不具备救治能力的，及时将患者转诊到具备救治能力的医疗机构诊疗。

**（八）加强患者教育。**医疗机构应当积极开展就诊患者及其陪同人员的教育，使其了解新型冠状病毒的防护知识，指导其正确洗手、咳嗽礼仪、医学观察和居家隔离等。

**（九）加强感染暴发管理。**严格落实医疗机构感染预防与控制的各项规章制度，最大限度降低感染暴发的风险。增强敏感性，一旦发生新型冠状病毒感染疑似暴发或暴发后，医疗机构必须按照规定及时报告，并依据相关标准和流程，启动应急预案，配合做好调查处置工作。

**（十）加强医疗废物管理。**将新型冠状病毒感染确诊或疑似患者产生的医疗废物，纳入感染性医疗废物管理，严格按照《医疗废物管理条例》和《医疗卫生机构医疗废物管理办法》有关规定，进行规范处置。

## 二、重点部门管理

### （一）发热门诊。

1.发热门诊建筑布局和工作流程应当符合《医院隔离技术规范》等有关要求。

2.留观室或抢救室加强通风；如使用机械通风，应当控制气流方向，由清洁侧流向污染侧。

3.配备符合要求、数量充足的医务人员防护用品，发热门诊出入口应当设有速干手消毒剂等手卫生设施。

4.医务人员开展诊疗工作应当执行标准预防。要正确佩戴医用外科口罩或医用防护口罩，戴口罩前和摘口罩后应当进行洗手或手卫生消毒。进出发热门诊和留观病房，严格按照《医务人员穿脱防护用品的流程》（见附件）要求，正确穿脱防护用品。

5.医务人员应当掌握新型冠状病毒感染的流行病学特点与临床特征，按照诊疗规范进行患者筛查，对疑似或确诊患者立即采取隔离措施并及时报告。

6.患者转出后按《医疗机构消毒技术规范》进行终末处理。

7.医疗机构应当为患者及陪同人员提供口罩并指导其正确佩戴。

**（二）急诊。**

1.落实预检分诊制度，引导发热患者至发热门诊就诊，制定并完善重症患者的转出、救治应急预案并严格执行。

2.合理设置隔离区域，满足疑似或确诊患者就地隔离和救治的需要。

3.医务人员严格执行预防措施，做好个人防护和诊疗环境的管理。实施急诊气管插管等感染性职业暴露风险较高的诊疗措施时，应当按照接治确诊患者的要求采取预防措施。

4.诊疗区域应当保持良好的通风并定时清洁消毒。

5.采取设置等候区等有效措施，避免人群聚集。

**（三）普通病区（房）。**

1.应当设置应急隔离病室，用于疑似或确诊患者的隔离与救治，建立相关工作制度及流程，备有充足的应对急性呼吸道传染病的消毒和防护用品。

2.病区（房）内发现疑似或确诊患者，启动相关应急预案和工作流程，按规范要求实施及时有效隔离、救治和转诊。

3.疑似或确诊患者宜专人诊疗与护理，限制无关医务人员的出入，原则上不探视；有条件的可以安置在负压病房。

4.不具备救治条件的非定点医院，应当及时转到有隔离和救治能力的定点医院。等候转诊期间对患者采取有效的隔离和救治措施。

5.患者转出后按《医疗机构消毒技术规范》对其接触环境进行终末处理。

**（四）收治疑似或确诊新型冠状病毒感染的肺炎患者的病区（房）。**

1.建筑布局和工作流程应当符合《医院隔离技术规范》等有关要求，并配备符合要求、数量合适的医务人员防护用品。设置负压病区（房）的医疗机构应当按相关要求实施规范管理。

2.对疑似或确诊患者应当及时采取隔离措施，疑似患者和确诊患者应当分开安置；疑似患者进行单间隔离，经病原学确诊的患者可以同室安置。

3.在实施标准预防的基础上，采取接触隔离、飞沫隔离和空气隔离等措施。具体措施包括：

（1）进出隔离病房，应当严格执行《医院隔离技术规范》《医务人员穿脱防护用品的流程》，正确实施手卫生及穿脱防护用品。

（2）应当制定医务人员穿脱防护用品的流程；制作流程图和配置穿衣镜。配备熟练感染防控技术的人员督导医务人员防护用品的穿脱，防止污染。

（3）用于诊疗疑似或确诊患者的听诊器、体温计、血压计等医疗器具及护理物品应当专人专用。若条件有限，不能保障医疗器具专人专用时，每次使用后应当进行规范的清洁和消毒。

4.重症患者应当收治在重症监护病房或者具备监护和抢救条件的病室，收治重症患者的监护病房或者具备监护和抢救条件的病室不得收治其他患者。

5.严格探视制度，原则上不设陪护。若患者病情危重等特殊情况必须探视的，探视者必须严格按照规定做好个人防护。

6.按照《医院空气净化管理规范》规定，进行空气净化。

## 三、医务人员防护

（一）医疗机构和医务人员应当强化标准预防措施的落实，

做好诊区、病区（房）的通风管理，严格落实《医务人员手卫生规范》要求，佩戴医用外科口罩/医用防护口罩，必要时戴乳胶手套。

（二）采取飞沫隔离、接触隔离和空气隔离防护措施，根据不同情形，做到以下防护。

1. 接触患者的血液、体液、分泌物、排泄物、呕吐物及污染物品时：戴清洁手套，脱手套后洗手。

2. 可能受到患者血液、体液、分泌物等喷溅时：戴医用防护口罩、护目镜、穿防渗隔离衣。

3. 为疑似患者或确诊患者实施可能产生气溶胶的操作（如气管插管、无创通气、气管切开，心肺复苏，插管前手动通气和支气管镜检查等）时：（1）采取空气隔离措施；（2）佩戴医用防护口罩，并进行密闭性能检测；（3）眼部防护（如护目镜或面罩）；（4）穿防体液渗入的长袖隔离衣，戴手套；（5）操作应当在通风良好的房间内进行；（6）房间中人数限制在患者所需护理和支持的最低数量。

（三）医务人员使用的防护用品应当符合国家有关标准。

（四）医用外科口罩、医用防护口罩、护目镜、隔离衣等防护用品被患者血液、体液、分泌物等污染时应当及时更换。

（五）正确使用防护用品，戴手套前应当洗手，脱去手套或隔离服后应当立即流动水洗手。

（六）严格执行锐器伤防范措施。

（七）每位患者用后的医疗器械、器具应当按照《医疗机构消毒技术规范》要求进行清洁与消毒。

## 四、加强患者管理

（一）对疑似或确诊患者及时进行隔离，并按照指定规范路线由专人引导进入隔离区。

（二）患者进入病区前更换患者服，个人物品及换下的衣服集中消毒处理后，存放于指定地点由医疗机构统一保管。

（三）指导患者正确选择、佩戴口罩，正确实施咳嗽礼仪和手卫生。

（四）加强对患者探视或陪护人员的管理。

（五）对被隔离的患者，原则上其活动限制在隔离病房内，减少患者的移动和转换病房，若确需离开隔离病房或隔离区域时，应当采取相应措施如佩戴医用外科口罩，防止患者对其他患者和环境造成污染。

（六）疑似或确诊患者出院、转院时，应当更换干净衣服后方可离开，按《医疗机构消毒技术规范》对其接触环境进行终末消毒。

（七）疑似或确诊患者死亡的，对尸体应当及时进行处理。处理方法为：用3000mg/L的含氯消毒剂或0.5%过氧乙酸棉球或纱布填塞患者口、鼻、耳、肛门等所有开放通道；用双层布单包裹尸体，装入双层尸体袋中，由专用车辆直接送至指定地点火化。患者住院期间使用的个人物品经消毒后方可随患者或家属带回家。

附件：医务人员穿脱防护用品的流程

附件

# 医务人员穿脱防护用品的流程

## 一、医务人员进入隔离病区穿戴防护用品程序

（一）医务人员通过员工专用通道进入清洁区，认真洗手后依次戴医用防护口罩、一次性帽子或布帽、换工作鞋袜，有条件的可以更换刷手衣裤。

（二）在进入潜在污染区前穿工作服，手部皮肤有破损或疑似有损伤者戴手套进入潜在污染区。

（三）在进入污染区前，脱工作服换穿防护服或者隔离衣，加戴一次性帽子和一次性医用外科口罩（共穿戴两层帽子、口罩）、防护眼镜、手套、鞋套。

## 二、医务人员离开隔离病区脱摘防护用品程序

（一）医务人员离开污染区前，应当先消毒双手，依次脱摘防护眼镜、外层一次性医用外科口罩和外层一次性帽子、防护服或者隔离衣、鞋套、手套等物品，分置于专用容器中，再次消毒手，进入潜在污染区，换穿工作服。

（二）离开潜在污染区进入清洁区前，先洗手与手消毒，脱工作服，洗手和手消毒。

（三）离开清洁区前，洗手与手消毒，摘去里层一次性帽

子或布帽、里层医用防护口罩，沐浴更衣，并进行口腔、鼻腔及外耳道的清洁。

（四）每次接触患者后立即进行手的清洗和消毒。

（五）一次性医用外科口罩、医用防护口罩、防护服或者隔离衣等防护用品被患者血液、体液、分泌物等污染时应当立即更换。

（六）下班前应当进行个人卫生处置，并注意呼吸道与黏膜的防护。

# 附录2 新型冠状病毒肺炎防控方案（第四版）附件5~6

附件5

## 特定人群个人防护指南（第二版）

本指南用于新型冠状病毒肺炎疫情防控工作中，开展流行病学调查、隔离病区及医学观察场所工作人员，及参与病例和感染者转运、尸体处理、环境清洁消毒、标本采集和实验室工作等专业人员。

### 一、个人防护装备及使用

接触或可能接触新型冠状病毒肺炎病例和无症状感染者、污染物（血液、体液、分泌物、呕吐物和排泄物等）及其污染的物品或环境表面的所有人员均应使用个人防护装备，具体包括：

**（一）手套。**

进入污染区域或进行诊疗操作时，根据工作内容，佩戴一次性使用橡胶或丁腈手套，在接触不同患者或手套破损时及时消毒，更换手套并进行手卫生。

**（二）医用防护口罩。**

进入污染区域或进行诊疗操作时，应佩戴医用防护口罩或动力送风过滤式呼吸器，每次佩戴前应做佩戴气密性检查，穿戴多个防护用品时，务必确保医用防护口罩最后摘除。

**（三）防护面屏或护目镜。**

进入污染区域或进行诊疗操作，眼睛、眼结膜及面部有被血液、体液、分泌物、排泄物及气溶胶等污染的风险时，应佩戴防护面屏或护目镜，重复使用的护目镜每次使用后，及时进行消毒干燥，备用。

**（四）防护服。**

进入污染区域或进行诊疗操作时，应更换个人衣物并穿工作服（外科刷手服或一次性衣物等），外加防护服。

## 二、手卫生

无明显污染物时，应使用速干手消毒剂。有肉眼可见污染物时，应使用洗手液在流动水下洗手，然后使用速干手消毒剂。

在日常工作中应严格采取手卫生措施，尤其是戴手套和穿个人防护装备前，对患者进行无菌操作前，有可能接触患者血液、体液及其污染物品或污染环境表面之后，脱去个人防护装备过程中，需特别注意执行手卫生措施。

## 三、特定人群个人防护

**（一）流行病学调查人员。**

对密切接触者调查时，穿戴一次性工作帽、医用外科口罩、工作服、一次性手套，与被调查对象保持1米以上距离。

对疑似、临床诊断病例（仅限湖北省）、确诊病例和无症状感染者调查时，建议穿戴工作服、一次性工作帽、一次性手套、防护服、KN95/N95及以上颗粒物防护口罩或医用防护口罩、防护面屏或护目镜、工作鞋或胶靴、防水靴套等，对疑似、临床诊断病例（仅限湖北省）、确诊病例和无症状感染者也可考虑采取电话或视频方式流调。

**（二）隔离病区工作人员及医学观察场所工作人员。**

建议穿戴工作服、一次性工作帽、一次性手套、防护服、医用防护口罩或动力送风过滤式呼吸器、防护面屏或护目镜、工作鞋或胶靴、防水靴套等。

**（三）病例和无症状感染者转运人员。**

建议穿戴工作服、一次性工作帽、一次性手套、防护服、医用防护口罩或动力送风过滤式呼吸器、防护面屏或护目镜、工作鞋或胶靴、防水靴套等。

**（四）尸体处理人员。**

建议穿戴工作服、一次性工作帽、一次性手套和长袖加厚橡胶手套、防护服、KN95/N95及以上颗粒物防护口罩或医用防护口罩或动力送风过滤式呼吸器、防护面屏、工作鞋或胶靴、防水靴套、防水围裙或防水隔离衣等。

**（五）环境清洁消毒人员。**

建议穿戴工作服、一次性工作帽、一次性手套和长袖加厚橡胶手套、防护服、KN95/N95及以上颗粒物防护口罩或医用防护口罩或动力送风过滤式呼吸器、防护面屏、工作鞋或胶靴、防水靴套、防水围裙或防水隔离衣，使用动力送风过滤式呼吸器时，根据消毒剂种类选配尘毒组合的滤毒盒或滤毒罐，做好消毒剂等化学品的防护。

**（六）标本采集人员。**

建议穿戴工作服、一次性工作帽、双层手套、防护服、KN95/N95及以上颗粒物防护口罩或医用防护口罩或动力送风过滤式呼吸器、防护面屏、工作鞋或胶靴、防水靴套。必要时，可加穿防水围裙或防水隔离衣。

**（七）实验室工作人员。**

建议至少穿戴工作服、一次性工作帽、双层手套、防护服、KN95/N95及以上颗粒物防护口罩或医用防护口罩或动力送风过滤式呼吸器、防护面屏或护目镜、工作鞋或胶靴、防水靴套。必要时，可加穿防水围裙或防水隔离衣。

## 四、防护装备脱卸的注意事项

（一）脱卸时尽量少接触污染面。

（二）脱下的防护眼罩、长筒胶鞋等非一次性使用的物品应直接放入盛有消毒液的容器内浸泡；其余一次性使用的物品应放入黄色医疗废物收集袋中作为医疗废物集中处置。

（三）脱卸防护装备的每一步均应进行手消毒，所有防护装备全部脱完后再次洗手、手消毒。

## 附件 6

# 特定场所消毒技术方案
# （第二版）

## 一、消毒原则

### （一）范围和对象确定。

根据流行病学调查结果确定现场消毒的范围、对象和时限。病例和无症状感染者居住过的场所，如家庭、医疗机构隔离病房、转运工具等应进行随时消毒，在病例出院或死亡后，无症状感染者核酸检测阴转后均应进行终末消毒。

### （二）方法选择。

医疗机构应尽量选择一次性诊疗用品，非一次性诊疗用品应首选压力蒸汽灭菌，不耐热物品可选择化学消毒剂或低温灭菌设备进行消毒或灭菌。

环境物体表面可选择含氯消毒剂、二氧化氯等消毒剂擦拭、喷洒或浸泡消毒。

手、皮肤建议选择有效的消毒剂如碘伏、含氯消毒剂和过氧化氢消毒剂等手皮肤消毒剂或速干手消毒剂擦拭消毒。

室内空气消毒可选择过氧乙酸、二氧化氯、过氧化氢等消毒剂喷雾消毒。

所用消毒产品应符合国家卫生健康部门管理要求。

## 二、消毒措施

**（一）随时消毒。**

随时消毒是指对病例和无症状感染者污染的物品和场所及时进行的消毒处理。患者居住过的场所如家庭、医疗机构隔离病房、医学观察场所以及转运工具等，患者排出的污染物及其污染的物品，应做好随时消毒，消毒方法参见终末消毒。有人条件下，不建议喷洒消毒。患者隔离的场所可采取排风（包括自然通风和机械排风）措施，保持室内空气流通。每日通风2～3次，每次不少于30分钟。

有条件的医疗机构应将患者安置到负压隔离病房，疑似病例应进行单间隔离，确诊病例可多人安置于同一房间。非负压隔离病房应通风良好，可采取排风（包括自然通风和机械排风），也可采用循环风空气消毒机进行空气消毒。无人条件下还可用紫外线对空气进行消毒，用紫外线消毒时，可适当延长照射时间到1小时以上。医护人员和陪护人员在诊疗、护理工作结束后应洗手并消毒。

**（二）终末消毒。**

终末消毒是指传染源离开有关场所后进行的彻底的消毒处理，应确保终末消毒后的场所及其中的各种物品不再有病原体的存在。终末消毒对象包括病例和无症状感染者排出的污染物（血液、分泌物、呕吐物、排泄物等）及其可能污染的物品和场所，不必对室外环境（包括空气）开展大面积消毒。病例和无症状感染者短暂活动过的无明显污染物的场所，无需进行终末消毒。

1. 病家。

在病例住院或死亡后，无症状感染者核酸检测阴转后均应进行终末消毒，包括：住室地面、墙壁，桌、椅等家具台面，门把手，患者餐（饮）具、衣服、被褥等生活用品，玩具，卫生间包括厕所等。

2. 交通运输工具。

病例和无症状感染者离开后应对交通运输工具进行终末消毒，包括：舱室内壁、座椅、卧铺、桌面等物体表面，食饮具，所用寝（卧）具等纺织品，排泄物、呕吐物及其污染的物品和场所，火车和飞机的卫生间等。

3. 医疗机构。

医疗机构发热门诊、感染科门诊等每日工作结束后，以及病区隔离病房，在病例住院或死亡后，无症状感染者核酸检测阴转后，均应做好终末消毒，包括：地面、墙壁，桌、椅、床头柜、床架等物体表面，患者衣服、被褥等生活用品及相关诊疗用品，以及室内空气等。

4. 终末消毒程序。

终末消毒程序按照《疫源地消毒总则》（GB 19193—2015）附录 A 执行。现场消毒人员在配制和使用化学消毒剂时应做好个人防护。

## 三、常见污染对象的消毒方法

**（一）室内空气。**

居住过的场所如家庭、医疗机构隔离病房等室内空气的终末消毒可参照《医院空气净化管理规范》（WS/T 368—2012），在无人条件下可选择过氧乙酸、二氧化氯、过氧化氢等消毒剂，采用超低容量喷雾法进行消毒。

**（二）污染物（患者血液、分泌物、呕吐物和排泄物）。**

少量污染物可用一次性吸水材料（如纱布、抹布等）沾取 5000mg/L～10000mg/L 的含氯消毒液（或能达到高水平消毒的消毒湿巾/干巾）小心移除。

大量污染物应使用含吸水成分的消毒粉或漂白粉完全覆盖，或用一次性吸水材料完全覆盖后用足量的 5000mg/L～10000mg/L 的含氯消毒液浇在吸水材料上，作用 30 分钟以上（或能达到高水平消毒的消毒干巾），小心清除干净。清除过程中避免接触污染物，清理的污染物按医疗废物集中处置。患者的排泄物、分泌物、呕吐物等应有专门容器收集，用含 20000 mg/L 含氯消毒剂，按粪、药比例 1∶2 浸泡消毒 2 小时。

清除污染物后，应对污染的环境物体表面进行消毒。盛放污染物的容器可用含有效氯 5000mg/L 的消毒剂溶液浸泡消毒

30 分钟，然后清洗干净。

**（三）地面、墙壁。**

有肉眼可见污染物时，应先完全清除污染物再消毒。无肉眼可见污染物时，可用 1000mg/L 的含氯消毒液或 500mg/L 的二氧化氯消毒剂擦拭或喷洒消毒。地面消毒先由外向内喷洒一次，喷药量为 $100mL/m^2$～$300mL/m^2$，待室内消毒完毕后，再由内向外重复喷洒一次。消毒作用时间应不少于 30 分钟。

**（四）物体表面。**

诊疗设施设备表面以及床围栏、床头柜、家具、门把手、家居用品等有肉眼可见污染物时，应先完全清除污染物再消毒。无肉眼可见污染物时，用 1000mg/L 的含氯消毒液或 500mg/L 的二氧化氯消毒剂进行喷洒、擦拭或浸泡消毒，作用 30 分钟后清水擦拭干净。

**（五）衣服、被褥等纺织品。**

在收集时应避免产生气溶胶，建议均按医疗废物集中焚烧处理。无肉眼可见污染物时，若需重复使用，可用流通蒸汽或煮沸消毒 30 分钟；或先用 500mg/L 的含氯消毒液浸泡 30 分钟，然后按常规清洗；或采用水溶性包装袋盛装后直接投入洗衣机中，同时进行洗涤消毒 30 分钟，并保持 500mg/L 有效氯含量；贵重衣物可选用环氧乙烷方法进行消毒处理。

**（六）手卫生。**

参与现场工作的所有人员均应加强手卫生措施，可选用有效的含醇速干手消毒剂，特殊条件下，也可使用含氯或过氧化氢手消毒剂；有肉眼可见污染物时应使用洗手液在流动水下洗手，然后消毒。

**（七）皮肤、粘膜。**

皮肤被污染物污染时，应立即清除污染物，再用一次性吸水材料沾取0.5%碘伏或过氧化氢消毒剂擦拭消毒3分钟以上，使用清水清洗干净；粘膜应用大量生理盐水冲洗或0.05%碘伏冲洗消毒。

**（八）餐（饮）具。**

餐（饮）具清除食物残渣后，煮沸消毒30分钟，也可用有效氯为500mg/L含氯消毒液浸泡30分钟后，再用清水洗净。

**（九）交通运输和转运工具。**

应先进行污染情况评估，火车、汽车和轮船有可见污染物时应先使用一次性吸水材料沾取5000mg/L～10000mg/L的含氯消毒液（或能达到高水平消毒的消毒湿巾/干巾）完全清除污染物，再用1000mg/L的含氯消毒液或500mg/L的二氧化氯消毒剂进行喷洒或擦拭消毒，作用30分钟后清水擦拭干净。对飞机机舱消毒时，消毒剂种类和剂量按中国民航的有关规定进行。织物、坐垫、枕头和床单等建议按医疗废物收集集中处理。

**（十）患者生活垃圾。**

患者生活垃圾按医疗废物处理。

**（十一）医疗废物。**

医疗废物的处置应遵循《医疗废物管理条例》和《医疗卫生机构医疗废物管理办法》的要求，规范使用双层黄色医疗废物收集袋封装后按照常规处置流程进行处置。

**（十二）尸体处理。**

患者死亡后，要尽量减少尸体移动和搬运，应由经培训的

工作人员在严密防护下及时进行处理。用 3000mg/L～5000mg/L 的含氯消毒剂或 0.5％过氧乙酸棉球或纱布填塞病人口、鼻、耳、肛门、气管切开处等所有开放通道或创口；用浸有消毒液的双层布单包裹尸体，装入双层尸体袋中，由民政部门派专用车辆直接送至指定地点尽快火化。

**（十三）注意事项。**

现场消毒工作应在当地疾病预防控制机构的指导下，由有关单位及时进行消毒，或由当地疾病预防控制机构负责对其进行消毒处理。医疗机构的随时消毒和终末消毒由医疗机构安排专人进行，疾病预防控制机构做好技术指导。非专业人员开展消毒工作前应接受当地疾病预防控制机构专业培训，采取正确的消毒方法并做好个人防护。

## 四、消毒效果评价

必要时应及时对物体表面、空气和手等消毒效果进行评

价，由具备检验检测资质的实验室相关人员进行。

**（一）物体表面。**

按 GB 15982—2012《医院消毒卫生标准》附录 A 进行消毒前后物体表面的采样，消毒后采样液为相应中和剂。

消毒效果评价一般以自然菌为指标，必要时，也可根据实际情况，用指示菌评价消毒效果，该指示菌抵抗力应等于或大于现有病原体的抵抗力。以自然菌为指标时，消毒后消毒对象上自然菌的杀灭率≥90%，可判为消毒合格；以指示菌为指标时，消毒后指示菌杀灭率≥99.9%，可判为消毒合格。

**（二）室内空气。**

按 GB 15982—2012《医院消毒卫生标准》附录 A 进行消毒前后空气采样，消毒后采样平板中含相应中和剂。消毒后空气中自然菌的消亡率≥90%，可判为消毒合格。

**（三）工作人员手。**

按 GB 15982—2012《医院消毒卫生标准》附录 A 进行消毒前后手的采样，消毒后采样液为相应中和剂。消毒前后手上自然菌的杀灭率≥90%，可判为消毒合格。

**（四）医院污水消毒效果。**

按 GB 18466《医疗机构水污染物排放标准》相关规定进行评价。湖北省武汉市等出现社区持续传播地区，可以针对集中收治点和集中隔离点等临时特殊场所制定当地的卫生防护方案。

# 附录3 新型冠状病毒感染的肺炎防控中常见医用防护用品使用范围指引（试行）

**一、外科口罩：** 预检分诊、发热门诊及全院诊疗区域应当使用，需正确佩戴。污染或潮湿时随时更换。

**二、医用防护口罩：** 原则上在发热门诊、隔离留观病区（房）、隔离病区（房）和隔离重症监护病区（房）等区域，以及进行采集呼吸道标本、气管插管、气管切开、无创通气、吸痰等可能产生气溶胶的操作时使用。一般4小时更换，污染或潮湿时随时更换。其他区域和在其他区域的诊疗操作，原则上不使用。

**三、乳胶检查手套：** 在预检分诊、发热门诊、隔离留观病区（房）、隔离病区（房）和隔离重症监护病区（房）等区域使用，但需正确穿戴和脱摘，注意及时更换手套。禁止戴手套离开诊疗区域。戴手套不能取代手卫生。

**四、速干手消毒剂：** 医务人员诊疗操作过程中，手部未见明显污染物时使用，全院均应当使用。预检分诊、发热门诊、隔离留观病区（房）、隔离病区（房）和隔离重症监护病区（房）必须配备使用。

**五、护目镜：**在隔离留观病区（房）、隔离病区（房）和隔离重症监护病区（房）等区域，以及采集呼吸道标本、气管插管、气管切开、无创通气、吸痰等可能出现血液、体液和分泌物等喷溅操作时使用。禁止戴着护目镜离开上述区域。如护目镜为可重复使用的，应当消毒后再复用。其他区域和在其他区域的诊疗操作原则上不使用护目镜。

**六、防护面罩/防护面屏：**诊疗操作中可能发生血液、体液和分泌物等喷溅时使用。如为可重复使用的，使用后应当消毒方可再用；如为一次性使用的，不得重复使用。护目镜和防护面罩/防护面屏不需要同时使用。禁止戴着防护面罩/防护面屏离开诊疗区域。

**七、隔离衣：**预检分诊、发热门诊使用普通隔离衣，隔离留观病区（房）、隔离病区（房）和隔离重症监护病区（房）使用防渗一次性隔离衣，其他科室或区域根据是否接触患者使用。一次性隔离衣不得重复使用。如使用可复用的隔离衣，使用后按规定消毒后方可再用。禁止穿着隔离衣离开上述区域。

**八、防护服：**隔离留观病区（房）、隔离病区（房）和隔离重症监护病区（房）使用。防护服不得重复使用。禁止戴着医用防护口罩和穿着防护服离开上述区域。其他区域和在其他区域的诊疗操作原则上不使用防护服。

其他人员如物业保洁人员、保安人员等需进入相关区域时，按相关区域防护要求使用防护用品，并正确穿戴和脱摘。

## 引用规范文献目录

国务院令第 380 号　医疗废物管理条例

卫生部令第 36 号　医疗卫生机构医疗废物管理办法

WS/T 313—2019　医务人员手卫生规范

WS/T 591—2018　医疗机构门急诊医院感染管理规范

WS/T 511—2016　经空气传播疾病医院感染预防与控制规范

WS 507—2016　软式内镜清洗消毒技术规范

WS/T 508—2016　医院医用织物洗涤消毒技术规范

WS 310.2—2016　医院消毒供应中心　第 2 部分：清洗消毒及灭菌技术操作规范

WS/T 442—2014　临床实验室生物安全指南

WS/T 368—2012　医院空气净化管理规范

WS/T 367—2012　医疗机构消毒技术规范

WS/T 311—2009　医院隔离技术规范

WS/T 312—2009　医院感染监测规范

GB 19193—2015　疫源地消毒总则

GB 50849—2014　传染病医院建筑设计规范

GB 15982—2012　医院消毒卫生标准

GB 50333—2013　医院洁净手术部建筑技术规范

CECS 07:2004　医院污水处理设计规范

GB 18466—2005　医疗机构水污染物排放标准

GB 50849—2014　传染病医院建筑设计规范

国卫办医函〔2020〕65号　医疗机构内新型冠状病毒感染预防与控制技术指南（第一版）

国卫办医函〔2020〕81号　国家卫生健康委办公厅关于做好新型冠状病毒感染的肺炎疫情期间医疗机构医疗废物管理工作的通知

卫医发〔2003〕308号　医院预防与控制传染性非典型肺炎（SARS）医院感染的技术指南

国卫办疾控函〔2020〕109号　新型冠状病毒肺炎防控方案（第四版）

国卫办医函〔2020〕145号　新型冠状病毒肺炎诊疗方案（试行第六版）

国卫办医函〔2020〕75号　新型冠状病毒感染的肺炎防控中常见医用防护用品使用范围指引（试行）

国卫办医函〔2020〕89号　新型冠状病毒感染的肺炎患者遗体处置工作指引（试行）

国卫办医发〔2013〕40号　基层医疗机构医院感染管理基本要求

新型冠状病毒感染的肺炎疫情医疗废物应急处置管理与技术指南（试行）

洁净手术室医院感染控制规范

新型冠状病毒感染的肺炎流行期间集中空调通风系统运行防控指引

新型冠状病毒肺炎疑似或确诊患者复用医疗器械器具和物品处置流程指引建议

胡必杰，高晓东，韩玲样，等. 医院感染预防与控制标准操作规程. 2 版. 上海：上海科学技术出版社，2019.

李六亿，吴安华. 新型冠状病毒医院感染防控常见困惑探讨. 中国感染控制杂志：1-4 [2020-02-15].

左双燕，陈玉华，曾翠，等. 各国口罩应用范围及相关标准介绍. 中国感染控制杂志：1-8 [2020-02-13].

王鸣，杨智聪. 医院感染控制技术. 北京：中国中医药出版社，2008.

张流波，徐燕. 现代消毒学进展（第二卷）. 北京：人民卫生出版社，2017.

黄象安. 传染病学.（新世纪第二版）. 北京：中国中医药出版社，2017.

曹海峰. 非常规突发事件应急预案研究. 北京：社会科学文献出版社，2019.

李敏，雷霖，王艳俊. 中国现代医院专科专属医治空间建筑设计. 西安：陕西人民出版社，2016.